改訂版 家族のための ギャンブル問題 完全対応マニュアル

公益社団法人
ギャンブル依存症問題を考える会 代表
田中紀子 著

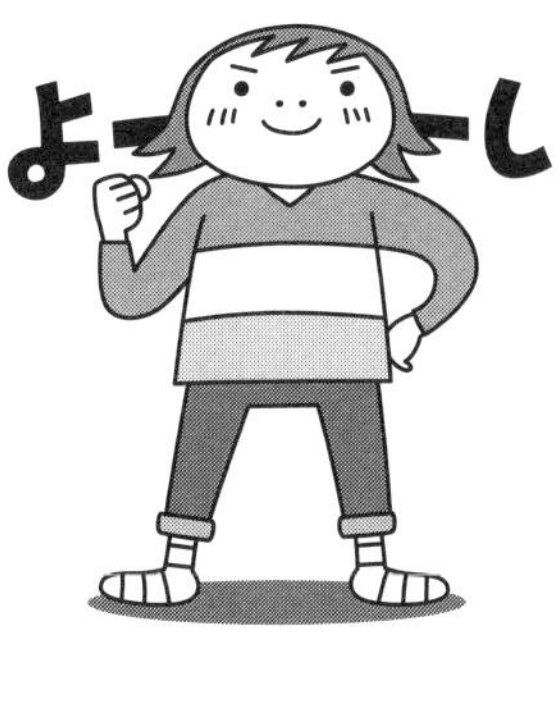

構成　季刊 Be! 編集部
この本は、季刊 Be! の連載を原型に、
大幅な加筆と情報の追補をしています。

イラスト　よしだみぼ
装丁・デザイン　萩原元

まえがき

かつてギャンブル依存症といえば八〜九割がパチンコ、パチスロでした。ところがここ数年で状況は大きく変わっています。競馬・競輪・競艇などのネット投票や違法なオンラインカジノにはまって、たちまち多額の借金を抱えるケースが多くなっています。

特殊な人たちの話ではありません。いずれもスマホで手軽にでき、CMも盛んに流されています。借金だってスマホで簡単にできてしまうのです。

そのあげくに負債が膨らんでも、若くて収入が少なければ消費者金融などで借りられる額は限られます。資金繰りに困って、友人知人から借りまくる、家族のカードを盗む、勤め先の金を横領するといったケースや、ヤミ金から借金をしてオレオレ詐欺など犯罪の片棒を担がされるケースも増えています。家族が執拗な取り立てにあうこともあります。

もはやギャンブル依存症は、誰にとっても他人事ではありません。誰がいつ、巻き込まれてもおかしくないのです。しかも家族や周囲の人が「よくやりがちな対応」は、問題を悪化させ長引かせてしまうことがほとんどです。

少しでも早めに対処できるよう、私たちの経験とスキルをお伝えします。

田中紀子（りこ）

もくじ

序章

私自身のこと

我が家の場合

私は、祖父も、父も、そして夫もギャンブル依存という「三代目ギャンブル妻」です。

ギャンブル問題を抱える人の中には、私のように親世代から何度も似たようなことが繰り返されてきたケースもあれば、こんなエリートや優等生がなぜ？　というケースもあります。山梨県のギャンブル依存症回復施設「グレイス・ロード」では大卒など高学歴の入寮者も多いのですが、大学中退者も目立ちます。この時期にオンラインのギャンブルにはまるケースが増えているのです。また、ＦＸや仮想通貨なども、資産運用ではなく「負けた分を取り返す！」という思考になったら立派なギャンブルです。

こんなふうにギャンブル問題のすそ野は広がっているのですが、まずは自己紹介を兼ねて、私自身の経験をお話ししましょう。

私は一九六四年、東京オリンピックの年に東京都中野区で生まれました。

生い立ちは、出だしからギャンブルまみれ。父は公営競技にのめり込み、会社のお金を横領し解雇されました。母はこの出来事で離婚を選択し、一人娘の私を連れて実家へと帰って参りました。

ところが、安全安心を求めて戻った実家には、パチンコ依存症の祖父がおりました。祖父は小さな雑貨屋を営んでいたのですが、母が出戻ってくると同時に一切の仕事を放棄し、パチンコ屋に入り浸るようになりました。

祖母は祖母で、夫のことを嘆き、社会への不平不満を愚痴り、自分は女学校出のインテリでありこんなはずではなかったと繰り返しながら、プライドだけは高く、そのくせ母に頼りきって生きているような人でした。

当然のことながら、我が家は大変な貧乏で、家賃の値上げに耐えられず、裁判所に供託を申し出て、安い家賃でなんとか住まわせてもらうというギリギリの生活を強いられていました。なんせ一九八六年のバブル当時に、家賃が一万五千円という店舗付き住居に住んでいたのです。これ、田舎の話じゃありませんよ。東京都中野区のしかも駅から徒歩七分という都会。お風呂もない木造の長屋で、近代的な建物の中にぽつりと取り残されたような、本当に貧しい家だったのです。

我が家の雰囲気は、今考えてみても実に不思議なものでした。ギャンブルで母も祖母もこてんぱんに打ちのめされているにもかかわらず、ギャンブルを容認し、賭けごとを家族で楽しんでいたのです。

お正月になれば、母はもとより、いとこや叔父叔母たちも参戦して一日中賭けトランプに興じ、飽きると祖父が子どもたちを連れてパチンコ屋に行くというパターン。

昔は子どもがパチンコに興じていてもうるさく言われず、私は幼稚園の頃から、アレンジボール、スマートボール、パチンコといったギャンブルに慣れ親しんでおりました。いとこたちの中で群を抜いてギャンブルにはまっておりましたので、この頃すでに「自分はギャンブルが強い」と信じておりました。周りの大人たちも「紀子はバク才がある」などと申しており、私はそれを褒め言葉のように感じていました。

ギャンブラーはこりごり？

私は三十歳を過ぎた一九九五年、現在の夫と出会いました。

夫との初デートは多摩川競艇場でした。

ふだんは優しくて穏やかな人ですが、競艇場に行くと人格が豹変しました。レースが始まると、私のことなどお構いなしに、1マークそばのかぶりつきに駆け寄り「おら〜、まくってけ〜！」と臆面もなく大声を出し始めたのです。

なんとこの私、普通の女性ならドン引きするであろうこの人の様子を見て「なんて男らしい人だろう！」と恋に落ちてしまいました。めでたく「三代目ギャンブラーの妻」への道を、まっしぐらに歩むこととなったのです。そしてあろうことか、やがて自分自身もギャンブルと買い物の依存症を発症しました。

依存症のことを知らない一般の方からすれば「バカじゃないの?」としか言いようがないですよね。

私自身、ずっと思っていたのです。

「もうギャンブラーはこりごり。こんなお金の苦労はしたくない」と。母が離婚した際も、その後の貧乏生活でも、骨身にしみて痛感していました。

それなのに……。

自助グループと出会う

私たちは、競艇に夢中になりデートコースは常に競艇場。それも全国の競艇場を「旅打ち」と称して周り、あっという間に借金だらけになりました。

その後、結婚し子どもも生まれましたが、私は借金を繰り返す夫のことは「おかしい」と思っても、自分のおかしさには全く気がつかなかったのです。

自分は借金返済で自転車操業していても「なんとか返せているのだから問題ない」と思っ

ていました。ところが夫のほうは、給与の大半を生活費として家計に入れているため、自由になるお金が少なく借金が私にたびたびバレるのです。そのたびに大げんかでした。そしてついに、依存症を扱うメンタルクリニックの門を叩くことになりました。とはいえ「問題は夫にある」と思っていたので、夫一人をクリニックに向かわせました。

今思えば、このファーストコンタクトはとても恵まれていました。医師は夫に「あなたはギャンブル依存症です」と話した上で「よかったら次は夫婦でいらっしゃい。病気の説明をしてあげるから」と提案、二回目は私も一緒に行きました。すると医師は、夫に自助グループを勧めるだけでなく、私にも家族の自助グループを勧めて「家族が対応を学ぶことが大切ですよ」と私たちの背中を押してくれたのです。

こうして、仲間たちに支えられて回復が始まりました。その途上で私は、家族として問題に巻き込まれているだけでなく、自分自身が依存症であることにも気がつきました。ところで私はもともと、他人の面倒をみたり困っている人を助けることが大好きで大得意でした。この資質を家族にだけ向けている間はイネイブリング（原則2に出てきます）まっしぐらですが、もっと広い世界に目を向けるようになると、やりがいと手ごたえが生まれてきます。

最初は自助グループで、あとからやってきた仲間を助けようと走り回り、家族の対応が変わることでギャンブラー本人の回復につながることを多数経験しました。同時に、家族の対応だけではどうにもならないケースにも出会いました。

そこで、家族と共に本人に「介入」する専門的な手法を学ぼうと、米国に研修を受けに行きました。この「介入」によって、困難な状況でも回復につながるケースが出てきました。けれど、私や仲間たちがいくらがんばっても、個人レベルでやっている限り、困っている人たちが多すぎて手が回らないという現実にも直面しました。

「ギャンブル依存症問題を考える会」を立ち上げ

この現実を何とかしたい、という思いから、仲間たちの後押しを受けて二〇一四年、「ギャンブル依存症問題を考える会」を立ち上げました。

その活動を通じてギャンブル以外の依存症問題に取り組む仲間たちとも、がっちりとスクラムを組むようになりました。同年、その仲間たちの協力のもとで、ギャンブル依存やゲーム依存を専門とする回復施設「グレイス・ロード」が山梨県で立ち上がりました。

二〇一六年に施設入寮者の家族を対象にした家族会が東京で開催され、これをきっかけとして群馬、茨城、山梨など各地で家族会が結成されました。家族の集まりは施設の枠を飛び越えていき、翌年には「全国ギャンブル依存症家族の会」（家族会と呼んでいます）が特定非営利活動法人として認可されます。

二〇二四年五月現在、全国に三九の家族会があり、定期的な集まりのほか、講演会や勉強会などを行なっています。

一方「ギャンブル依存症問題を考える会」では、社会にこの問題を正しく広く知ってもらうため、調査をしたり、メディアに働きかけたり、啓発のための動画制作なども行なっています。活動の幅を広げていくうちに、仲間も増え、専門家の方々や関係機関とのネットワークも広がっていきました。

自助グループにはたくさんの効用があり、その中の一つは「他の人を助けることが、自分を助けることにつながる」というものです。ここに書いたような活動の中で、まさに私自身が助けられ、仲間と共にエンパワメントされていったのです。

そこで次の章では、自助グループや仲間とつながる大切さについて、改めて書きたいと思います。

原則 1

自助グループ、家族会につながろう！

うまくいかないやり方を、変えよう

ギャンブル問題で悩む家族が共通して通ってくる道があります。

本人の問題を何とか解決しようと必死になって、お金の出入りを管理したり、借金を肩代わりしたり、説教したり行動を見張ったり、本人が周囲に迷惑をかけると必死に尻ぬぐいして回ったりします。

ところがいくらがんばっても、再び問題が起きて、事態はちっともよくなりません。まさかそれが「ギャンブル依存症」という病気によるものとは思わずに、現状を嘆き、本人を責めたり、「親の育て方が悪かった」などと自分自身を責めたり、他の誰かのせいにしたりします。お金をめぐって、怒鳴ったり暴れたりなどの暴力が繰り返される場合もあります。「死んでやる」「犯罪者になってやる」と脅される場合もあります。

家族の心の中には心配と不安が渦巻き、いつも本人の様子をうかがい、行動や気持ちを推測しているので、疲れ果ててしまいます。

しかし不思議なことに、既にこれだけ苦しいことになっているのに、たいていの家族は「自分がなんとかしなければ！」「自分が面倒をみなかったら、この人はもっとダメになる」

と固く信じているのです。私自身も、まさにそうでした。

やり方を変えるには、仲間が必要

時間をかけて染みついた考え方や行動の癖は、一朝一夕には変わりません。スポーツにたとえてみれば、どんな一流選手でも、フォームを改善するのは大変です。けれども限界が来たやり方に固執していたのでは、やがて潰れてしまいます。

フォームを変えたことで、一時的にパフォーマンスが下がることもあるでしょう。そうなると、今までのものをすべて失ってしまうような気がして、ものすごく怖いはずです。けれど不幸になっているやり方を変えない限り、幸せにはなりません。同じやり方にしがみついていても、違う結果は出ないのです。自助グループは、変化への第一歩を後押ししてくれます。

自助グループというのは、同じ問題を抱えた人が集まってお互いの経験から学び合い、支え合う場です。ギャンブルに限らず、さまざまな依存症の回復のために最も有効とされており、本人のグループと、家族のグループとがあります。

家族のグループには、配偶者やきょうだいの問題で悩む人たちもいれば、子どもの問題で悩む親たちもいます。母親だけ、父親だけで参加している人もいれば、夫婦そろって出ている人たちもいます。

自助グループ・家族会の効用

「ギャンブルの問題があるのは本人なのに、なぜ家族にも自助グループが必要なのか？」と疑問に思うかもしれません。

自助グループには、たくさんの効用があります。

まず、他の人に言えない問題で悩んでいた家族が、自助グループに初めて行ってみると「なんだ、うちだけではなかった。同じことで悩んでいる人がこんなにいたんだ！」「こんなことを話してもいいんだ」とわかります。皆さん、とてもホッとします。

他の人の話を聞きながら、「なるほど、自分も同じことをやっていた」ということがわかってきます。話しながら自分の問題点にも気づくようになります。これからどんなことが起きるのか、どうすればいいのかが見えてきたり、染みついた考え方や心の癖を直していくためのモデルとなる人も見つかります。

自助グループのミーティングは「言いっ放し、聞きっ放し」といって、仲間の話に参加者はひたすら耳を傾け、批評したりアドバイスしたり文句をつけたりは決してしません。聞いている仲間が共感し深くうなずいたり、ときに涙ぐんだり、ギャンブルの家族だからこそ思い当たる「あるある」の場面に爆笑がわいたりもします。同じ苦労をしている仲間だからこそ、恥だと思っていたようなことも、笑い合って力に変えられるのです。

ミーティングが終わったあと、参加したい人たちが一緒にお茶を飲んでしゃべったりする「フェローシップ」という場がもたれることもよくあります。この場では、楽しいおしゃべりとともに、役に立つ情報が飛び交うこともしばしばです。

また、先につながっていた仲間に「スポンサー」になってもらうと、ここぞという場面でも個別のアドバイスがもらえます。このスポンサーというのはアメリカで生まれた自助グループ独特の用語で、平たく言えば一対一で助言してくれる先輩です。

頭では「あのやり方はまずい。新しいやり方に変えなければ」とわかっても、ギャンブラーが次々問題を起こしたり、脅されたり、泣きつかれれば、家族はつい、ひきずられて心がぐらぐら揺れ動き、谷に落ちそうになります。そんな時も、スポンサーや仲間が「こっちよ！」とぐいっと力強く引っ張り上げてくれます。

こうして回復した仲間たちが、各地の家族会として地域の関係機関と連携し、細かい情報提供を行なっています。借金のこと、医療機関や弁護士のこと、本人との関わり方……

さらに最近では、オンライン決済の新しい抜け道、ヤミ金の悪質化、闇バイトの問題など、新しい情報を知らないと対処ができないケースも増えています。そのため、最新事情にくわしい当事者を含め、当事者・家族ネットワークの知恵と経験を集めた新しい形のミーティングも始まっています。

悩んでいる家族の方は、地域にある自助グループのミーティングに行ってみてもいいですし（予約不要で料金もかかりません）、家族会に連絡してみるのもいいと思います。あるいは「ギャンブル依存症問題を考える会」に連絡くだされば、地域の窓口をご紹介することもできます。とにかく、一刻も早く仲間とつながってほしいのです。

他の人を助けることで、自分を助ける

自助グループや家族会に参加する大切な意味が、もう一つあります。

それは、他の家族を助ける側に回ることです。

新しく来た人（ビギナー）のお世話をすることで、「自分も最初はこうだったなあ」と気づきます。それを繰り返しながら、自分自身の課題が客観的に見えてくるのです。

誰かを助けることで、自分の役割が生まれ、そこが自分の居場所になります。すると、「本

人の問題だけで頭がいっぱい」で自分を忘れたような状態から抜け出せます。これが家族自身の「回復」につながっていきます。

また他の誰かの問題に関わって、一緒に行政や医療機関などを訪れて相談したり交渉したりしているうちに、自分自身の実力もつき、社会資源について知ることができます。すると「あっ、うちもなんとかなるな」と、安心感や希望が見えてきます。

こうして自助グループでは、他の人を助けることが、自分を助けることにつながる、という好循環が生まれます。

実は「本人（ギャンブラー）の問題」で頭も心も占領されている限り、いくら本人のために良かれと思ってやっていることでも、結局はすべて裏目に出てしまいます。

家族が「本人の問題（本人の責任・本人ができること）」と「自分自身の問題（自分の責任・自分ができること）」を分けられるようにならないと、ギャンブル問題の解決は難しいのです。

これができるようになると、結果的に家族の毎日は生き生きと充実してきます。「ギャンブルの問題に向き合ったことで、私自身の人生が変わった」「今までの自分より、楽しく生きられるようになった」と大勢の人が言います。

仲間とつながるメリット

●自分一人ではないとわかる

同じことで悩んでいる人がたくさんいるとわかるだけで、心からホッとできます。

●話せる場ができる

今まで話せなかったことを、自助グループでは話せます。共感をもって耳を傾けてもらえます。話すことで頭の整理になります。

●モデルとなる人たちがいる

「これから、私はどうすればいいの？」……こうすればいいのだというモデルになる人たちが、たくさん見つかります。

●対処法が見つかる

「こんなとき、どうしたらいいの？」……スポンサーや周囲の仲間から、あるいは相談会や問題解決のためのミーティングなどで、知恵が得られ、希望が見つかります。

●ほかの人を助ける

自助グループや家族会では、新しく来た人や、相談に訪れた人を助ける役目があります。この役目を果たすことで、自分の居場所ができ、自分自身も変わっていきます。

原則 2

解決のチャンスを引き寄せよう！

本人の回復をさまたげるもの

日本社会では未だに、浪花節的な家族イメージがまかり通っていて、本人が何か問題を起こすと家族も連帯責任であるかのように、「世間に申し訳ない」「皆様にご迷惑をおかけしました」などと謝ったりします。テレビで薬物などの事件が報道されるたび、本人はすでにいい大人なのに、親が謝罪コメントを求められたり、「私の責任で立ち直らせます」などと言わされたりしています。

依存症から回復を始めるためには、この浪花節が一番さまたげになります。

周囲の人が知らず知らずのうちに病気の進行を手助けしてしまう行動のことを、専門用語で「イネイブリング」というのですが、本人と家族の責任が混然一体となった状態は、このイネイブリングの温床なのです。

なぜならば、家族が本人の問題をカバーしたり、失敗を尻ぬぐいしたり、本人に代わって謝罪したりしている限り、本人は困難を体感することができません。すると依存症という病気の引力から抜けられなくなってしまいます。

ギャンブル依存症は、だらしない人や自分勝手な人がなるのではなく、親の育て方が悪いのでもなく、ＷＨＯ（世界保健機関）が認めているれっきとした病気です。ギャンブル依存症になった人の脳では、ギャンブルへの強い渇望や、損失を顧みなくなるなどの機能変化が見られることもわかっています。

もとから脳がそうなっているのではなく、依存が進行するにつれてこうした変化も進み、抜け出すことが難しくなるのです。ですから「二度としません」と約束したり、心から反省したぐらいでは、無理です。

脳の機能が変化したものをどうすればいいのか、という話ですが、なんとこれ、自助グループが効くのです。頭蓋骨を開けて手術するのでも特効薬を使うのでもなく（そんなものは実際ありませんが）、「人との関係」の中で、脳の機能は回復していく……不思議ですが、依存症界の大発見といってもよい事実です。

なお、全員が自助グループに参加しないとギャンブルが止まらない、というわけではありません。中には、家族が問題を手放して、家族との関係が変化しただけで、ギャンブルが止まったというケースもあります。

逆の例もあります。本人が自助グループに参加してギャンブルをやめ始めても、家族の対応が変わらなかったために、再発してしまったということもよく起きるのです。

（ただし家族がどうあろうと、依存症の回復プロセスに再発はつきものです。本人だけで

なく家族をはじめとした周囲の環境によって、そのリスクの度合いは変わってきます）

回復を始めるための条件

本人が回復を始めるためには、家族が本人との「境界」をきちんととることが必要です。具体的には、次のようなことが挙げられます。

「借金の尻ぬぐいをしない」

家族が代わって返済したら、本人はまた借金ができてしまいます。これを繰り返してギャンブル問題が深刻化していきます。

「金銭管理をしない」

お金の使い道を家族が管理してあげたら、本人は自分の責任で考えなくてよくなってしまいます。一方で、いくら管理したつもりでも抜け道はあります。結局は、家族が大変になるだけで効果はないということです。

「干渉しない・監視しない」

ああしろこうしろ、ああするなこうするなと口出しをすると、ストレスがたまりギャンブルで気分転換をしたい衝動に駆られます。本人の行動を監視したり、あれこれ詮索するのもＮＧです。

「察しようとしない」

何度も裏切られた思いをすると、家族はまるで超能力者みたいに、本人の気持ちを察したり、起きてもいないことを「こうなるに違いない」と想像したりします。こうやって不安に駆られていると、家族の行動はぶれまくってしまいます。

どうですか？

「しない」ばかりが続いて、とても居心地が悪いですよね。

家族は心配のあまり、よけいなことをいろいろやりたくなってしまうのです。頭で「やってはいけない」とわかっていても、なかなか止められない……。なんだか本人のギャンブルと似ていませんか？

だからこそ家族にも、常に自分の状態に気づかせてくれる仲間が必要なのです。

これから本編で述べていくように、ギャンブル依存症者との生活は、落とし穴だらけです。穴に落っこちて苦しむのではなく、ピンチをチャンスにすることが肝心。自助グループや家族会の仲間は、そのための「マンツーマンのコーチ」になってくれます。

暴力を受けない

境界が侵される極端な場面が「暴力」です。

声を荒げたり物を投げるといった「脅し」に屈してお金を渡してしまうと、暴言・暴力はエスカレートします。本人にとって、暴れれば要求が通る、ということを意味するからです。ですから、脅しにのらないこと。

とはいえ、いざその場面になってしまったら怖くて無理、ということは多いですよね。ですから、暴力が始まる前に、その場から離れるようにしてみましょう。

たとえば言い合いになりそうな時、「ちょっと熱くなりすぎているから、この話はやめよう」と穏やかに言って部屋を出たり、ホテルなどに緊急避難しましょう。

身の危険を感じるような場合には、避難や、警察への一一〇番をためらわないことです。一一〇番も、回復につながるチャンスにできます。

こうした対応も、仲間の助言を受けながらやっていくのが安心です。暴力がある場合、恥と思わずに仲間に伝えてください。仲間はこの手の話に慣れていますし、暴力があなたのせいではないことを、よくわかってくれます。

基本的には、暴力がある場合には別居を考えましょう。

本人が落ち着いている時に「この状況では私（たち）は不安で、一緒に暮らせません」と話して、問題が解決するまで、本人にアパートなどを借りてもらうといいでしょう。

本人に転居費用が出せない場合も多いと思います。本編でも書きますが、敷金礼金などに加えて当初二ヵ月分の家賃を出してあげる方法もあります。また、これもあとから書きますが、別居して一人暮らしするのは本人の回復へのチャンスになることが多いのです。

親の場合、子どもを家から出すのが「見捨てること」のように思ってしまったり、妻の場合は「離婚が避けられなくなる」と考えて、別居をためらうことがよくありますが、うまくいかない現状を変えるために、なんでもやってみればいいのです。別居は、本人はもちろん、家族にとっても、冷静になれて自分の大切なものに気づくことができます。

「介入」のタイミングとコツ

本人に向かって、回復への働きかけを行なうのが「介入」です。私はインタベンショニスト（介入の専門家）として、本人のもとに出向いて介入を行なうこともあります。しかし全国からの依頼に応えていたら体がいくつあっても足りないので、各地の家族会メンバーにアドバイスしてサポート役になってもらいながら、家族自身にチャンスをとらえて介入してもらうことが増えてきました。いわば介入の遠隔操作です。

介入で何よりも大事なのは、タイミングです。

ギャンブル依存症では、アルコール依存症などの場合と違って、酔わないし匂いもしませんから、本人の深刻度がわからずその気ゼロの時に介入しても（多くのギャンブラーはその場を逃れるための嘘がうまいです）、もっともらしい言い訳を聞かされ、結局は無駄に終わります。

ではどんな時が介入のタイミングでしょうか。

一つには本人が借金返済の自転車操業などで疲れ果てて「**もうこんな生活はイヤだ、変わりたい**」と思った時です。このチャンスが来るためには、家族が借金返済の肩代わりをやめ、アドバイスや金銭管理もやめていることが必要です。

多くの場合、仕事にも行かれなくなった、恋人や配偶者に見放された、携帯が止まったなど、状況の変化が起こるので、チャンスが来たことがわかります。最近では、本人自身がネット検索してギャンブル依存症について調べている、といった場合もあります。

家族から声をかけるなら、こんなふうに話してみるといいと思います。

（例１）「ギャンブル依存症の自助グループが○曜日に○○でやっているみたい。行ってみたらどうかな？」

（例２）「私は以前、あなたのことをだらしないと責めていたけれど、もしかしたらそれは間違いで、ギャンブル依存症という病気かもしれないね。○○というクリニックに一度相談に行ってみない？……じゃあ、予約の電話をかけてみようか？」

（例３）「家族のグループで勧められたんだけど、ギャンブルの問題で困っている人の相談の会が、来週○曜日の○時から○○でやっているみたい。借金のこともどうしたらいいか教えてもらえるみたいだから、ためしに行ってみようよ」

もうひとつのチャンスは、借金だけでなく複数の問題が重なって、「**もうどうしたらいいかわからない！　解決の方法があるなら言われたとおりにする**」と本人がお手上げした時です。

借金が膨らみすぎて自転車操業すらできなくなった、友人知人からの取り立てが厳しくなった、周囲の人との関係が決定的にこじれた、会社のお金を使い込んだ、ヤミ金の取り立てが始まった、金銭がらみの犯罪で逮捕された、など、本人だけではどうにもできない状況になると、回復に向けての提案に耳を貸さざるを得なくなります。

（私が介入を依頼され最も成功率が高いのも、本人がピンチに陥った状況です）


家族が介入する場合、押さえておきたい基本があります。

まず、精神論や説教は役に立ちません。

「今度こそ心を入れ替えて」とか「将来のことを（家族のことを）考えて」「今は苦しいだろうけれど、あきらめずに勇気をもって」などと言っても、どうしようもないのです。

では何が役に立つかといったら、具体的な提案です。

たとえばこんなふうに。


（例1）「あなたが回復施設に行くなら、ヤミ金の問題はなんとかしてあげる」

（実際にヤミ金に払うのではありません。後の章で説明しますが、施設入寮後に弁護士に相談したり、施設入寮自体が避難の手段として有効です）

（例2）「とりあえず疲れ切っているでしょう？　病院に入院してゆっくりしよう」

私のような第三者を交えずに、すでに別居している本人と話す場合などは、自宅や相手の部屋などは避けて、ファミリーレストランなど、他人の目のある場所を選ぶことです。そうすれば本人が話にのってこなかったり、脅しめいたことを言った場合などは、「また次の機会に話しましょう」と切り上げられるからです。

家族による介入がうまくいかなくとも、無理強いする必要はないのです。「こちらの提案にのれないのなら、残念だけど私にできることはない」と冷静に伝え、その場を離れましょう。

それだけ切羽詰まった状態であれば、しばらくすると自分から「施設に行くよ」「病院に入りたい」と言ってくるケースもあります。あるいは、施設や病院に入れられたくない一心で、自助グループに通い出すこともあります。

介入のための時間は一時間もあれば十分です。それでダメならいったんひいて、また仲間に相談しながらチャンスをうかがいましょう。

「水漏れ」を防ごう

介入がうまくいくためには、家族全体で共通の認識をして対応を統一する必要があります。特に、子どもの問題で悩んでいるギャンママ、ギャンパパの場合、両者のコミュニケーションが欠かせません。私が相談を受けた際も、そこが目詰まりしている時には、夫婦の関係調整から始めます。

それから、よくあるのが祖父母からの「水漏れ」です。両親で対応を統一したはずが、祖父母が孫に泣きつかれてお金を渡してしまうのです。同じように、ギャン妻が対応を変えて介入のチャンスを待っているところに、夫の親から水漏れしてしまう場合もあります。

できる限り親族で話し合って、考え方と対応を一致させておくことが大切です。

医療が必要な場合とは

繰り返しになりますが、回復にもっとも効果的なのは自助グループに通い続けることです。多くのギャンブル依存症者が初めて自助グループに行った時に、「ホッとした」「自分だけではなかったと救われた気持ちになった」「今まで話せなかったことを話せる場所があった」と感激します。

ですから本人への提案の第一選択肢は**自助グループ**だと思います。特に回復を始めたばかりの時期には、できれば毎日、自助グループに足を運ぶとよいのです。

私も最初の頃は毎日、しかも一日二回ミーティングに参加する日もありました。

ただし地域によっては、日常的に通える場所に自助グループがないこともあります。その場合、最近ではオンラインを使ったミーティングもあるので、どんどん利用しましょう。


二番目の選択肢は、**依存症を扱っているクリニックや病院**です。ギャンブル依存症という診断をもらうと、本人も家族もホッとできることが多いと思います。その上で、医師から「自助グループに通いなさい」と言ってもらうと、後押しになるでしょう。

冒頭の章で書いたように、夫と私はクリニックの医師から自助グループを勧められました。このときすでに、自助グループについてネットで見ていたので、私は思わず「あそこ怪しくないですか？　宗教めいた感じがしたんですけど」と尋ねました。すると医師が、「全然怪しくないよ。宗教団体とは一切関係ないよ。むしろ、そこに行くしか方法はないよ」と説明してくださったので、やっと私たちも「医者がそう言うなら行ってみるか！」という気になったのです。

こうして「自助グループへの入り口」として医療を活用することは非常に有効だと思います。もちろんこの場合、依存症問題にくわしく、自助グループに精通した医療機関を選んでください。

これ以外に、医療がぜひとも必要な場合もあります。うつ状態がひどい、自殺企図があったり自殺未遂を繰り返しているなどであれば、まずは依存症のことがわかる病院に入院させてもらい、うつ症状等を落ち着かせてもらいましょう。また双極性障害や統合失調症など、ほかの病気との合併が疑われる場合にも、医療機関につながり診断を受けましょう。

いずれにしても、依存症は「病院で治療すれば治る」ものではなく、医療は回復への入り口にすぎません。回復を続けるためには、医療機関から回復施設や自助グループにつなげてもらうことが重要です。

回復施設って何をするところ？

三番目の選択肢が**ギャンブル依存症を扱う回復施設**です。数はごく限られていますが、ほかの依存症と一緒に受け入れてくれる施設もあります。

施設入所が向いているのは、次のような場合です。

自助グループにつながったが再発を繰り返している。金銭の要求や暴力などで家族の安全が保てない。ギャンブルがらみの犯罪で逮捕された。本人に社会経験が少なくコミュニケーションスキルが不足している。発達障害や軽度知的障害があり、どのような支援機関と連携すべきかじっくりと本人の資質を見極める必要がある……など。

施設というと、どこかに閉じ込められて過酷なトレーニングを強制されて……みたいな怖いイメージを持つ人もいるかもしれませんが、依存症の回復施設はまったく違います。

同じ問題を抱えた人たちが体験を語るミーティングを中心に、スポーツやレクリエーションなどのプログラムを通じて、仲間との関係の中で回復を進めていきます。

家族会が緊密に連携している施設「グレイス・ロード」（山梨県）では、コミュニケーションを学ぶプログラムや就労のためのプログラムなども提供しています。清掃ボランティアや地域行事への参加など、近隣住民との交流も盛んです。

また、発達障害や軽度知的障害などの重複障害があり、集団生活やグループワークが難しい人向けに、個別対応ができる施設も併設しています。

何よりも施設入所のメリットは、日々同じ仲間たちと過ごす濃い人間関係の中で、自分自身の生き方の癖があぶりだされて、その改善方法が見えてくることです。

苦しい生き方は、その苦しさを何とかしようとしてギャンブルに頼るしかなかった土壌のようなものなので、そこを変えていくことは、再発の予防になります。

クリニックや病院、回復施設はどうやって探す？

ギャンブル依存症は、アルコール依存症や薬物依存症に比べて「依存症界」の新参者です。依存症の回復支援には、相談機関・医療機関・自助グループ・施設などが切れ目なく連携することが大切とされていますが、ギャンブルの場合はこれがまだできていない地域がほとんどです。さらにギャンブルの場合は、医療よりもお金の問題が前面に出てくるという特徴もあります。

そうしたことから、アルコールや薬物依存症と違って、専門家や専門機関の間でも対応は割れているのが現状です。

「治療」「支援」の中身もはっきり言って玉石混交。回復施設も、いろいろなところがあります。各都道府県の精神保健福祉センターでも依存症の相談を受けていますが、これも地域によってレベルがまちまちなのです。行政機関の場合は、熱心な担当者がいなくなったらたちまち質が落ちた、なんてこともあります。

ですから「依存症専門」の看板があっても、絶対に正しいと思い込まないことです。

では、信頼できるところをどうやって探したらいいでしょう？　ネット検索などで自らあたってみるなら、地域の自助グループや家族会などと連携しているかどうか、ぜひそこを確認してほしいと思います。繰り返しますが、依存症は「病院で治療すれば治る」ものではなく、その後にどうやってギャンブルをやめ続けていくかが肝心なのです。

さらにおススメなのは、各地にできつつある家族会に連絡して、地域の情報を教えてもらうことです。私たち「ギャンブル依存症問題を考える会」でも相談を受けつけ、信頼できる医療機関や回復施設の情報提供を行なっています。

この本をお読みの専門職の方も、ぜひ地域の自助グループや家族会との連携をよろしくお願いいたします。

さて次からは、いよいよ具体論です。

ギャンブル依存症の人との生活は、サバイバルそのもの。本人の回復が軌道に乗るまで、どうやって家族の生活を守っていくか、そのノウハウをお伝えします。

知識さえ持っていれば、次は一体何が起きるのかとおびえながら暮らす代わりに「早く次の問題が起きないかな。そうしたら今度こそ介入のチャンス！」と、どっしり構えていられるのです。

本人が回復の場につながるために

●借金を肩代わりしない→くわしくは対応３へ。

●金銭管理をやめる→くわしくは対応４へ。

●本人との間の「境界」をつくる

干渉したり、指図したり、勝手に察して気を回したりしないこと。暴力を受けないようにすること。自分では境界の混乱に気づきにくいので、自助グループや家族会などの仲間に助言をもらえると安心です。

●「水漏れ」を防ぐ

できる限り親族で対応を統一し、締めたはずの蛇口なのに思わぬところから漏れているという事態を防ぎましょう。

●チャンスをとらえて、回復の場へつなぐ

本人に介入するにはタイミングが大事です。これも、仲間からの助言があると安心。

●「自助グループ」のほか「医療」「回復施設」も活用する

状況に応じて、自助グループへつなぐのか、医療なのか、回復施設がよいのか、判断しましょう。医療機関や施設については仲間のネットワークが情報を持っています。

対応1

定期預金や保険の「使い込み」を防ぐには?

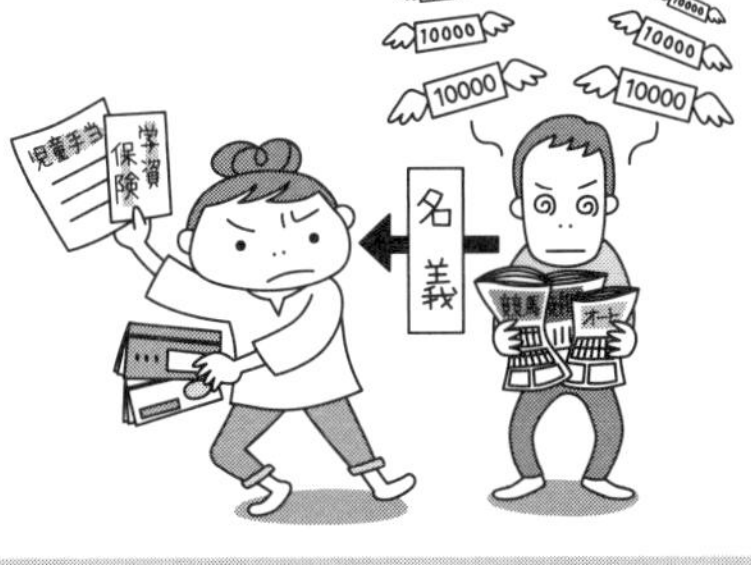

大事なのはとにかく「名義」

家族の対応法として、まずは、夫のギャンブル・借金に悩んでいる「ギャン妻」が自分の手元にお金を残す方法についてお伝えします。

大事なのは「**名義**」、この一言に尽きます。

夫が生計を担っていたとしても、夫名義で定期預金などしてはいけません。夫の通帳はある意味「通過するだけ」。これを徹底して心がけましょう。

お給料日に夫の口座に振り込みがあったら、住宅ローンや家賃、水道光熱費、子どもの学費など、必要な最低限のお金だけ残して、あとは全額引き出してしまいます。教育資金や老後資金として、自分名義の口座に蓄えておきましょう。

ギャン妻の中には、口を酸っぱくしてこう伝えても「通帳とカードを私が持っているから大丈夫」と考える人がいます。すると何が起こるか……。そう！　名義が夫である限り、通帳もカードもいくらでも再発行できてしまい、あっという間に全額引き出され使われてしまいます。

ましてや夫名義の定期預金にまとまったお金があることを本人が知っている場合など、

競馬好きにスポーツ新聞を渡しているようなもので、歯止めは効かないのです。

とはいえ、今まで夫名義の定期預金だったものを勝手に妻名義にするわけにはいきません。本人の了解が必要です。

了解をとるタイミングは、借金発覚などで本人が落ち込んだり反省している時がいいでしょう。「どうしてそうなの！」と責めたり説教する代わりに、「預金については名義を変えておこうよ。お互いの安全と安心のために」と持ちかけてみましょう。

子どものギャンブルで悩んでいるなら

ギャンパパ、ギャンママにも同じことをお伝えしたいです。ギャンブラー名義で貯金を積み立ててあげているとか、祖父母から学費としてまとまったお金をもらった、などの場合、それをギャンブラーに伝えてはいけません。

もしギャンブラーがすでに知っているなら、そのお金は「気が変わったので自分たちで使うことにした」と言って、親御さんたちが本当にどんどん使ってしまいましょう！

ギャンブラーが「もう親には頼れない」とはっきりと自覚することは、回復への第一歩となります。

遺産などは残さず、ご自分たちの財産はご自分たちの代で使いきる！　ギャンパパ、ギャンママはこのぐらいの自覚を持って、人生を楽しんでいただきたいと思います。真面目な話、「遺産が入ってギャンブルにハマり、そこからすべてを失った……」という事例は、当会に寄せられるご相談では決して珍しくありません。貯金や遺産をギャンブラーに遺すことは、誰のためにもならないのです。

思わぬ落とし穴！「学資保険」

忘れがちなのが「学資保険」など生命保険の類です。掛け捨ての医療保険などは心配する必要はありませんが、返戻金があるものは要注意。

同じく大事なのは「名義」、これに尽きます。夫のほうが稼いでいると、学資保険などもつい夫名義でかけてしまいがちです。けれども名義つまり契約者は、決して夫にしてはいけません。被保険者だけを夫にするのです。

「契約者はギャン妻、被保険者はギャンブラー」。返戻金のある保険は、こういう形で契約するのが鉄則です。

学資保険など返戻金のある保険は、契約者であれば、積立金のうち一定の割合までは借り入れができてしまいます。気がついた時には、ほとんど借り入れされていた！　最悪の場合は、全額解約されていた！　ということもあります。

「保険証書を持っているから大丈夫」などと呑気なことを考えず、今すぐ名義変更を致しましょう。

名義変更に夫が素直に協力してくれればよいのですが、協力してくれない場合は、うまい理由を見つけて解約してしまいましょう。たとえば車の買い替えとか、家の修繕費、子どもの学校の制服代、塾の費用、スキー合宿、もう何でもよいのです。「我が家にはお金がないので、この保険を解約して支払うしかない」と言って解約してしまいます。

解約返戻金は夫の口座に振り込まれますから、振り込まれた瞬間に即、引き出して自分の口座に貯金です。

こういうことを言うと「途中解約は金利がもったいない」と考えるギャン妻は多いのですが、その結果は大抵の場合、夫がギャンブルで使い果たしてしまい、泣きを見ています。

「まさかそこまでは……」という妻の願いはまず裏切られると思って、はした金は切り捨て、本丸を守るのです。

防御しておけば裏切られて傷つく心配もありません。少しの手間を惜しんで、「裏切られた」「だまされた！」と怒り狂っても後の祭り。

ギャンブラーといがみ合う必要はありませんが、お金の面で信頼してはいけません。あくまでも相手は、「お金に反応する病人なのだ」と肝に銘じておきましょう。

児童手当も要注意

子どもが二人、三人といると、四ヵ月に一度振り込まれる児童手当もバカになりません。ところが現状の日本では「世帯のうち収入の高い人の口座に児童手当が振り込まれる」という悪しき慣習があります。これにより、児童手当が毎回夫のギャンブルに消えてしまっているのに、泣き寝入りしている人がいます。

でも、実はこれ自治体の窓口で「夫がギャンブル依存症なので、妻の口座に振り込んでほしい」と説得すれば、振込口座を変更してくれる場合があります。

とはいえ窓口の担当者によっては一筋縄にはいきません。「夫がギャンブル依存症だということを証明しろ」などと言ってきたりします。個人での交渉が難しければ、地域の家族会か「ギャンブル依存症問題を考える会」にご相談ください。行政を説得できるよう、これまでの前例などをお示しできると思います。

家庭内の「盗難防止」

ギャンブル問題を抱えた人がいる家庭でよく起きるのが、「カードを持ち出され勝手に使われた」「貴重品を持ち出して換金されてしまった」などです。

定期預金の通帳とカードをわかりにくい場所に隠したから大丈夫……なんて思わないでください。ギャンブル依存症の人はお金の匂いを鋭くかぎつけるのです。

暗証番号が必要な銀行のカードなどは、本人に絶対思いつかないような番号にしたり、頻繁に暗証番号を変えること。

通帳や証書類、宝石その他高額なものなどは、銀行の貸金庫に入れるのがおススメです。ときどき聞くのが「これ以上借金をしないように、本人の免許証や保険証を預かっている」という話ですが、そんなことをしても自分の免許証や保険証などはいくらでも再発行できてしまいます。本人のものは本人のもとに返し、「家族のもの」をしっかり守る手段を講じてください。

家庭内での盗難が頻発したり、お金を要求して暴れるなどがあって別居に踏み切る場合には、家の鍵も換えることが必須です。いつでも家に入れたのでは、別居しても安心できません。

中には、別居した後も本人からお金を要求する電話や、つらさを訴えるメールやLINEが続いて困ってしまうケースも。そんな時は電話番号やアドレスを変えればいいのですが、特に親御さんなどは「本当に困った時に助けられなくなる」と番号を変える決心がつかないことも多いのです。だとしたら、「もう私たちにできることはないので、困った時にはここに連絡してください」と、支援団体（巻末参照）や了解をとった仲間などの電話番号を教えたうえで、番号変更を行なうことです。

ギャン妻は仕事を持とう

夫のギャンブルに悩んでいる妻がもし専業主婦だったら、私がまずアドバイスするのは「仕事を始めてみること」です。子どもがいてフルタイムの仕事が無理というなら、パートやアルバイトでいいのです。なかなか経済的自立とはいかなくても、少しでも収入が得られれば、ゼロよりずっと心の支えになります。

夫がすべての命運を握っている状態だと、沈みかけた泥船に必死にしがみつくしかありません。しがみつかれた夫のほうは「コイツは絶対俺を捨てない。まだ大丈夫」と、高をくくってギャンブルを止める気になれません。

妻が仕事を始めると、夫の問題で一日中ウツウツとしていた頃より、気持ちも明るくなるものです。生き生きと仕事をする妻の姿に、夫は危機感を感じて、なんとかしなければと思うことも多いのです。

ちなみに、家族の自助グループに参加すると、ミーティングが終わった後のお茶タイム（フェローシップと呼ばれます）などに、就職活動についての情報や、趣味を仕事に結びつけて起業した人の話なども飛び交ったりするので、いろいろと参考になります。

回復施設にいくらかかる？

前章で回復施設について書きましたが、施設を利用するにはどれぐらいの費用がかかるかも知っておきましょう。

「グレイス・ロード」やその他の回復施設をながめてみて、入寮費は一六万円〜二五万円ぐらい。入寮期間およそ一八ヵ月とすると、三百万円ぐらいはみておきたいところです。

家族にとっては、まさに泣きっ面にハチ。日本のギャンブル依存症対策が進み、回復にかかる費用への支援が始まることを祈るばかりですが、今のところはしかたありません。

本人が失職せず休職扱いで入寮できるなら、それに越したことはありません。給与の約六割が傷病手当として支払われるので、それを入寮費の支払いに充てることができます。

しかし、そもそも夫が入寮する場合には、自分たちの生活費も確保しなくてはなりません。だからギャン妻は仕事を持つことが必須なのですが、実際はギャン妻が働いても貯金と合わせて自分たちの生活費で精いっぱいで、夫の入寮費は夫の実家に頼むしかないケースが多いです。施設に入ることが必要だと思ったら、早めに夫のご両親の了解を取りつけておきましょう。

とはいえ夫がギャンブル依存症だと、何度ものトラブルを経て、義父母との関係がすっかりこじれている場合が多々あります。ギャン妻は「義父母に頭を下げたくない」「なんで私が……」という理不尽な思いもあるでしょう。そんなとき私は「何言ってんの！　ここが正念場。一ぺこり三百万だよ」と言って励まします。

そして実際不思議なことに、いろいろなわだかまりはあっても、嫁、義父母が大同団結して、ギャンブル依存症から当事者を回復させよう！　と動き出すと、なんとなく関係がよくなっていったりします。

いずれにせよ、回復にはお金がかかるのが現状です。ギャン妻は、賢く自分のお金を守り、無駄な闘いを避け、いざという時に備えるべきです。

自分たちの生活を守るために

●預金・返戻金のある保険をギャンブラー名義にしない

ギャンブルに使われてしまわないよう、家族が生活していくためのお金を守る手立てを講じましょう。

●家庭内の「盗難」を防止する

貸金庫の活用、カードの暗証番号を頻繁に変更、別居の場合はカギを換える、状況によっては電話番号を変更するなど。

●遺産を残さない（ギャンパパ、ギャンママの場合）

お金は、自分たちのために使ってください。これは子どもの再発防止のためにも大切なことです。

●仕事を持つ（ギャン妻の場合）

夫だけにすがるのではなく、少しでも自分自身の収入があると、心の支えになります。今後の選択肢も広がります。夫自身の回復をうながす効果もあります。

免許証、保険証、キャッシュカード、どちらが持てばいい？

さき

夫と結婚前に同棲していた頃、サラ金の督促状で借金の証拠をつかみ、「ちょっとここへ座って」と話をした。彼はスロットの資金のため複数のカードで自転車操業をしていた。

これ以上カードが作れないよう、私が夫の免許証と保険証を預かる提案をし、「それでいいなら、これからも同棲を続けましょう」と温情を示した。

妊娠して結婚。出産後一年半で不倫と借金が同時発覚した時は、朝帰りした夫の前で泣き崩れた。貯金口座のキャッシュカードを夫が持っているのが心配だったが、うるさいことを言ったら夫から見捨てられるのではと不安になってしまい「カードを渡して」と言えなかった。

子どもの七五三や幼稚園入園などでまとまったお金が必要になった頃、夫が口座のお金をほとんど使いこんでいたことが発覚した。もう別れよう、子どもと二人で生きていこう、と思ったが、ネットで検索してギャンブル依存症という病気のことを知り、踏みとどまった。

まず保健所に電話で相談した。「大変でしたね～」と話を聞いてくれたが、役に立たなかった。「ぱちんこ問題」の専門相談機関に電話すると、「あなたはやれるだけのことをやっている。しっかりしているし、大丈夫」と認めて話を聞いてくれ、共感してくれた。でも、具体的にどうすればいいか、情報は得られなかった。

自助グループの「ギャマノン」へ出かけた。ミーティングのあとの仲間との会話や、スポンサーとのやりとりを通じて、私がほしかったアドバイスが得られた。

●夫の免許証や保険証は夫に返し、口座のキャッシュカードは私が預かる

彼の境界を侵害してはいけない。でも自分と子どもが生活していくための防衛手段はとるべきと教えられた。

●自分の収入を確保

働くよう提案され、仕事を探して契約社員となった。児童手当の振込口座を私の名義にすることも教わった。

●夫に「ありがとう」と言う

夫が何かしてくれたら（ギャマノンに行く間、子どもをみていてくれるなど）、「ありがとう」と言う。

●夫に自分の気持ちを伝える

責めたり機嫌をとっておだてたりするのではなく「スロットに行ってほしくない」とシンプルに伝える。

依存症の専門クリニックに予約を入れたが、夫は仕事が忙しいと言って三度もドタキャン。自助グループGAには出かけて行き「やめ続けるには、ああいう場所が必要だな」なんて言っていた割に、そのあとは全然行こうとしなかった。

それでも、私がギャマノンに通い始めてから、ギャンブルでのトラブルが表面化することはなくなった。むしろスリップ（ギャンブルの再発）してくれたらと思ったことさえある。そうすれば夫もGAにつながって、一緒に自助グループの行事に参加できるかも……。夫婦で回復の道を歩んでいる人たちがうらやましかった。でも今では、それぞれの回復の形があるんだ、と思うようになった。

※季刊Be！増刊号『依存症家族の困りごと　解決&支援マニュアル』より

対応2

夫が生活費を入れない時、どうしたら？

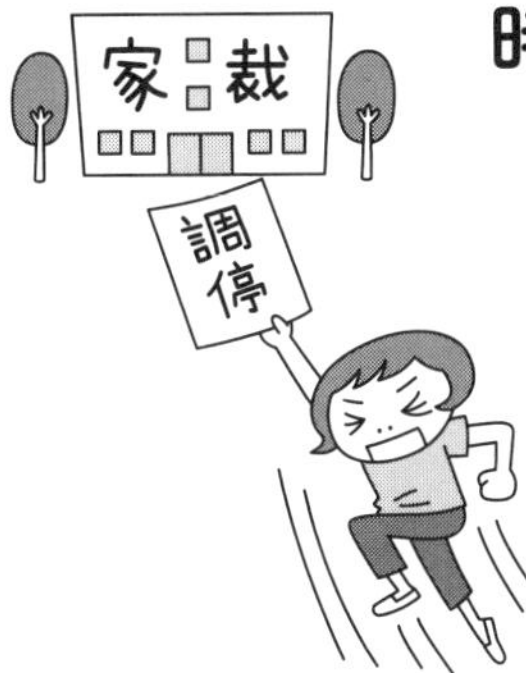

「俺の稼いだ金」は通用しない

「女房子どもに金を渡すくらいなら、ギャンブルに使いたいんだ！　俺が稼いだ金を俺が好きにして何が悪い！」

夫が、ちゃぶ台返しでこう叫んだとしても、法律上は通用しません。……というのが、この章の「**婚姻費用分担請求**」の話です。

家裁に申し立てをして「夫は毎月いくらを生活費として妻に渡す」と調停で取り決めたり審判を下してもらうことで、約束通り生活費を入れなかったら、夫の給与を差し押さえることができるのです。

これまで多くのギャン妻を支援してきましたが、この婚姻費用分担請求ほど使い勝手がよいものはありません。

離婚時の「慰謝料」や「養育費」がよく知られているのに比べたら、聞き慣れない言葉だと思いますが、利用しない手はありません。

ただし婚姻費用分担請求が向いていない状況もあります。まずはケースごとに見ていきましょう。

どんなギャン妻に向くか

まず、「この夫とはやっていけない。離婚しよう」と心が決まっているギャン妻には向きません。さっさと離婚に向けた話し合いをしたり、離婚調停を起こすことが優先でしょう（離婚については、対応7で取り上げます）。

ただし、離婚の話し合いがこじれそうな場合は、婚姻費用分担請求をしながら、離婚調停を行なう方法もあります。

未成年の子どもがいないギャン妻にも、おすすめしません。もちろん「私は家事を一生けんめいやっている。夫に養ってほしい」と訴えることはできますが、ギャンブラーを夫に持ったからには、働いて自分の食い扶持は自分で確保したほうが絶対に安全ですし、自信にもなります。

つまりこの婚姻費用分担請求は、未成年の子どもがいて、夫が生活費を入れられないぐらいギャンブル依存が進行しているケースのうち、「夫が回復する可能性があるなら、何でも試してみたい！」という『夫愛し系』のギャン妻や、「離婚の踏ん切りがつかないから、とりあえず様子見」という『半信半疑系』、そして「正直なところ、夫と別れちゃったら子どもが養えない！」という『やむを得ない系』のギャン妻に向きます。

公務員やサラリーマンに効果あり

この制度は、夫が公務員やサラリーマンの場合に向いていて、残念ながら自営業だとほぼ効果がありません。

なぜなら、婚姻費用分担請求の最大のメリットは、前に書いた「給与の差し押さえができる」こと。ギャンブラーの夫が「俺は、会社では仕事をしっかりやっている。仕事が俺の誇りであり砦だ！　仕事だけは絶対に手放せない」というタイプの場合に、最大の力を発揮するのです。

会社でのメンツを重んじ、世間体を気にし、外づらがよく、プライドが高いええかっこしい！……そんな典型的なギャンブル依存症者の場合、「会社にだけは自分の問題がバレたくない」と思っています。ましてや給与の差し押さえなんて、みっともない事態は避けたい。

そのため、約束を死守しようとするのです。

別居しなくても大丈夫

ネット上では、婚姻費用分担請求は「夫婦が別居状態」にあるのが条件と書かれていることが多いのですが、別居していなくても大丈夫！　申し立てをすることができます。

私は『夫愛し系』や『半信半疑系』のギャン妻に対して、別居に踏み切れなくても、怒って暴力をふるうようなご主人でなければ、婚姻費用分担請求の申し立てをおすすめしています。そもそも生活費が入れられないぐらいギャンブルにのめり込んでいれば、まともに家に帰って来ない状況になっていることも多々ありますし、そこでしっかりと生活費を負担させれば、問題に直面するタイミングを早めて、回復へのチャンスをつくることもできます。

一方、「愛情はまったくないが、自分の経済力では子どもを育てていけないから離婚できない」と悩む『やむを得ない系』には「離婚するかどうかは子どもが学校を出るまで棚上げにして、婚姻費用分担請求で必要なお金を確保して、別居して心安らかに暮らしたら？」と提案しています。

実際に別居してみると、夫婦お互いに精神が安定し、時々は夫と子どもを会わせたりしながら、平穏に凪《なぎ》のような生活が続いたりします。夫婦関係というのは実に不思議なものだなぁ……と相談のたびに実感しています。

申し立ては、意外と簡単

ここで改めて、「婚姻費用」とは何か?

それは「夫婦や未成熟の子が、その収入や財産、社会的地位に応じて、通常の社会生活を維持するために必要な生活費」のことを指します。つまり住居費、生活費、学費、税金、健康保険料や社会保険料などです。

法律上、これら婚姻費用については、夫婦がその負担能力、つまり収入額に応じて分担する義務を負っています。

婚姻費用の分担を請求するには、家庭裁判所に調停の申し立てをします。

「裁判所」「調停」などと聞くと、敷居が高く感じるかもしれませんが、申し立て自体は簡単ですし、ギャンブラーに向かって説得を試みる徒労感より、よっぽど話が早く効率的です。

A4用紙二枚の決められた書式に、夫婦と子どもの氏名、月々必要な具体的金額、申し立ての理由、婚姻費用分担の取り決めの有無、支払い状況などを記入して、申し立てをします。

すると夫に連絡が行き、調停期日が決まり、お互いが出廷するという段取りになります。話し合いの内容にもとづいて、源泉徴収票や家計費一覧表などの資料を提出します。

通常は三回程度で決着がつき、たとえば「子どもが大学を卒業する〇〇年〇月まで、毎月〇〇日を期日に、〇〇万円の婚姻費用を渡す」などの取り決めをします。

調停でどうしても話し合いがまとまらない場合は担当裁判官が調停不成立を申し渡し、およそ一ヵ月後に審判が開かれます。審判に提出された書類を裁判官が持ち帰って検討し、そこからまた一ヵ月後に結論が下されます。

なお、審判は裁判と違い非公開で、互いの言い分を述べ合うこともないので、一五分程度で終了します。

調停を勝ち抜け！

調停を有利にするコツがあります。

①プロに頼め

経済的に多少とも余裕があるなら、弁護士さんを立てることをおすすめします。特に、「夫は口が達者で、いつも言い負かされてきた」なんていう場合は絶対です。

婚姻費用は子どもが小さければ小さいほど、長い間もらえる費用です。こういう勝負時のプロ費用をケチってはいけません。ギャンブラーの夫は借金に追われ、弁護士費用を捻出できず丸腰で来るのです。もうそれだけで「勝負あった！」となります。それに弁護士さんに任せてしまえば、圧倒的にストレスが軽減されます。

②算定表に惑わされるな

離婚の際もよく言われますが、日本の「養育費」は驚くほど安いです。そのウラには悪名高い「養育費算定表」があります。この算定表に法的拘束力はありません。同じ弁護士でも「算定表以上の額は無理です」と言う人は願い下げにし、少しでも増額できるよう「やってみましょう！」と応じてくれる人を選ぶことです。

この算定表は、令和元年度に改定されました。若干の改善は見られましたが、それでもまだまだ低いのが現状です。

③付加できる要素に全力を注げ

算定表にプラスアルファできる要素の一つに、子育ての困難があります。たとえば「子どもに発達障害があり、療育に通うため妻はフルタイムでは働けない」などの理由です。だとしたら、これまでにどれだけ子どものために療育を施し、費用や時間がかかったか、またそれによって子どもがどれだけ良い状態となったかなど、可能な限りの書面を提出するのです。

あきらめることなかれ

私がかつて経験したケースです。

弁護士さんもギャン妻自身も「もうここで仕方ないか」とあきらめ和解しようとしたのですが「夫の年収はあんなにあるのに、こんな大変な状況で、こんなに低い金額はおかしい。あきらめるな！　和解するな！　審判に持ち込め！」と励ましたのです。

そこからギャン妻自身が持てるエネルギーを注いで、経過をすべて綴ったすばらしい記録を提出し、見事三万円アップの勝利をもぎとったのです。弁護士さんも「すごい！　すごい！」と大絶賛されていました。

たった三万円と侮るなかれ。一年で三六万円、十年なら三六〇万円です。人生のほんの一ヵ月間、死ぬ気でがんばれば三六〇万円、ギャンブルに消える代わりに子どものための資金になります。悔いのないようやるのです。

そして、こうやって共に闘った弁護士さんは、我々の貴重な戦力となってくれます。同じような案件を抱えたギャン妻が現われた時には「〇〇さんが頼んだ弁護士さん、すごくよかったから、紹介してもらうといいよ」と、口コミで広めることにしています。

どうですか？　皆さんの周囲で困っている方がいらしたら、婚姻費用分担請求のことを教えてあげてください。

婚姻費用分担請求について

●こんな人に向いている

夫が収入をギャンブルなどに費やして、十分な生活費を入れていない場合で、次のような条件にあてはまるなら、婚姻費用分担請求がおすすめです。

夫の職業が公務員やサラリーマンで、未成年の子どもがいて、離婚を決めていない（別居していなくてもＯＫ）。

●少しでも有利にするために

申し立て自体は簡単ですが、調停を有利に進めることを考えたら、弁護士に頼むのがおすすめです。

対応3

借金返済を焦らなくていい理由とは?

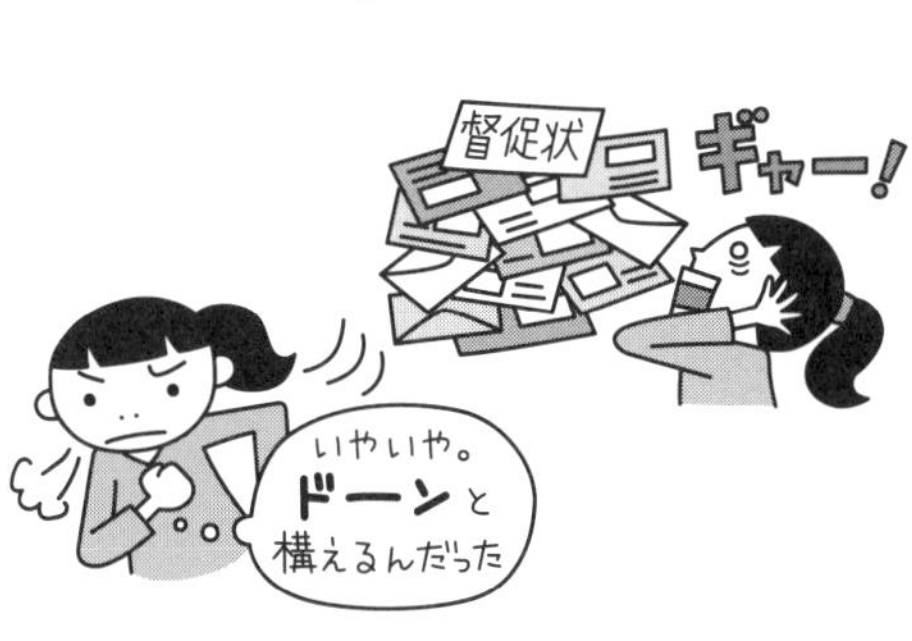
督促状
ギャー!
いやいや。
ドーンと
構えるんだった

心配だからやめられない

家族がギャンブル問題の専門機関に相談に行くと、まず最初に「借金の尻ぬぐいをしてはいけません」と言われます。

でもそんなこと突然言われても、困るんじゃないですか？

「身内の借金は、身内で返すのが当たり前」と今まで信じていたかもしれません。

（連帯保証人になっていない限りは、法律上も、家族に返済義務はありません。配偶者であれ子どもであれ親であれ、本人が作った借金は、あくまで本人の責任です！）

「返さずにいると家族に取り立てが来る」と不安に思っていることもよくあります。

（来ません！　昔と違って貸金業者も法令順守なのです）

それでもそれでも、不安はあれこれ湧いてきます。

「借金のカタにとられて、家に住めなくなるのでは」

「会社にバレて、クビになってしまうのでは」

「破産などしたら二度と社会生活ができなくなるのでは」

このような不安にとらわれて、家族が借金を肩代わりしている限り、本人は問題に直面せずにすみます。いくら「二度と借金はしない」と誓っても、結局はギャンブルを続けて再び借金が膨らむことになるのです。

この現状を打破するためには、知識を身につけること。そこで今回は、借金の整理のしかたについてお伝えいたします。

支援者もぜひ正確な知識を持っていただき、借金へのきめ細かいアドバイスをお願いしたいです。現実を知ることで、家族は安心できるからです。

回復の道をつけるのが先

ギャンブル依存症者の借金が発覚して、その金額が「とてもじゃないけど、まともに支払っていたのでは返しきれない」というところまでいってしまった時、家族はあたふたせず、「この借金のプレッシャーを利用して本人を回復の道につなげよう」と冷静に考え、ピンチをチャンスに変えましょう。

借金が出てきたら「回復のチャンスがやってきた！」と喜ぶぐらいでいいのです。

最終的には本人が、その借金を何とかすることになりますが、それを考えるのは、本人が自助グループや回復施設、病院など、回復の場につながったあとでよいのです。

この章では、借金をどうするかについて具体的に書いていきますが、家族自身がその手段を実行しようと走り回る必要はないし、弁護士のところへ行って本人のために道筋をつけておく必要もないし、さらに、勉強した内容を本人に教えてあげる必要もありません。

借金問題について家族が知っておく意味は、知ってさえいれば心配せずにど〜んと構えていられるからです。

本人には、手の内を明かさずにいてください。本人がどれだけ借金で焦っていようとも、家族は巻き込まれず、静観していましょう。

いよいよ本人が泣きついて来たら、「自助グループへ行って相談してみたら?」「回復施設に行けば、借金の問題も解決できるよ」「病院に行って借金問題も相談してみよう」と提案すればいいのです。

え? 借金を静観するなんて無理? では現実的に考えていきましょう。

心配しなくていい理由

借金の支払いが滞っても、いきなり本人の給与や不動産が差し押さえられるようなことは、まずありません。

最初は電話や督促状が来ます。それから大体二～三ヵ月たつと、場合によっては債権者が裁判所に支払い督促の手続きをとり、裁判所から本人あてに「支払督促正本」が送られてきます。

本人はそれから二週間以内に異議申し立てをすることができ、その場合には裁判所から決められた日時に出頭し、債権者と話し合うことができます。

が、そのまま放っておくと、「仮執行宣言付支払督促（いわゆる「仮宣」）正本」が送られてきます。ただし、ここがこの制度の不思議なところなのですが、債権者が何らかの判断でこの仮宣を申し立てない場合は、支払い督促の効力も失われます。

仮宣が送達されると、やはり二週間以内に異議の申し立てができるのですが、これを放っておくと、債権者は給与や不動産などを差し押さえる「強制執行」の手続きに移ることができ、その手続きが完了して、初めて強制執行が行なわれます。

……長々と書きましたが要するに、支払いが滞ったからと言って「はい、差し押さえます！」と簡単に強制執行などできないのです。

もっと言ってしまえば、差し押さえるものがない人、つまり本人名義の財産がなく、債権者が現在の職場を把握していない場合や失業中の場合であれば、債権者がどんなに法的な手段をとっても「ほとんどの場合、実は何も起こらない」というのが現実なのです。

それでも石橋を叩く心構えで「何かが起きるかもしれない要注意事項」を挙げておくとしたら、それは次のようなものです。

本人が家族に内緒で自己名義の不動産を担保に入れて多額の借金（不動産担保ローン）を組んでしまうようなケース。不動産が本人の単独名義だと、家族はまったく気づけないことがあります。こうした場合、数ヵ月の滞納を続けると、競売の手続きが始まってしまう可能性も。

もうひとつは、借金ではなく税金を滞納しているケース。住民税、国民健康保険料、固定資産税、自動車税等は、滞納して督促されても放置すると、いきなり財産を差し押さえられてしまうことがあります。それでも独身者で財産がない場合は放っておけばよいのですが、生計が一つになっているギャン妻の場合は、早めに役所に相談する必要があります。税金の滞納については、税務署や役所の税務課などで支払い方法について相談に乗ってくれるのがふつうですし、延滞税をカットしてくれることもあります。

連帯保証人になっている場合

さて、原則としてギャンブラー本人の借金について家族が心配する必要はない、というのが今までの話です。ただし注意が必要なのは、家族が連帯保証人になっている場合です。銀行のカードローンや消費者金融だと、たいていは連帯保証人をつけないので心配いらないのですが、一番問題になるのは奨学金です。奨学金も親が保証人になるのではなく、保証会社をつける方法があるのですが三割程度の人しか利用していません。

奨学金を借りて大学に通い始めたものの、パチンコやオンラインのギャンブルにのめり込んで授業にも行かなくなり、当然ながら返済も滞り、大学も中退して残ったのは借金だけ……。こんなケースが最近、本当に多いのです。

連帯保証人となっていた親が奨学金の支払いを請求され、困り果てて相談してきます。また連帯保証人以外に、親戚が保証人になっている場合があります。連帯保証人も支払いができない時には、保証人には半額返済が請求されます。

こうした場合、本人がギャンブル依存症で支払いができなくなった旨を「奨学金相談センター（※）に説明し、できるかぎりの資料を添えて提出すると、連帯保証人や保証人に請求するのではなく、本人の支払いが猶予されることがあります。あきらめずに交渉してみてください。そして成功事例は、私たち「ギャンブル依存症問題を考える会」にフィードバックしていただければ幸いです。

※奨学金相談センター　電話（ナビダイヤル）０５７０（６６６）３０１　平日九時〜二〇時

近所に知られたりしません！

さて、本人が回復の道につながり落ち着いてきたら、そこで初めて借金問題を何とかする方法を本人自身が考えることになります。繰り返しますが、借金をどうするかはあくまで本人の責任。家族は、今焦らないですむために、知識として知っておきましょう。

まともに返すのは無理な金額の借金ということは、何らかの方法で「借金整理（債務整理）」を行なう必要があります。

その方法には大きく分けて「任意整理」「個人再生」「自己破産」の三つがあります。これらは、弁護士や裁判所を通して、借金を軽くしたり、ゼロにする手続きです。

こうした方法で借金整理をすると、「職場にバレる」「近所に知れ渡る」と思っている家族が多いのですが、これは大きな誤解です。

任意整理をしようが破産をしようが、そのことを会社に通知されたりはしないし、近所に知られたりもしません。

個人再生や自己破産は裁判所を通しての手続きですが、その場合も「官報」に載るだけなので、知り合いに官報をくまなく読んでいる人がいない限り、誰にもわかりません。

では借金整理のデメリットは何か？

それは、いわゆる「ブラックリスト」に載ることです。これは正確には信用情報といい、クレジットやローンに関して客観的な取引事実を登録したリストに、借金整理をした情報が載るわけです。信用情報機関に加盟している金融機関やクレジット会社はお金を貸すかどうかの判断をする際に、この履歴を照会します。

つまり、ブラックリストに名前が載ると「新たな借金ができなくなる」ということ。でもこれって、依存症の回復を考えたら、逆にメリットではありませんか？

ギャンブル依存症者の回復が安定し、ギャンブルをやめ続けられるようになるには、五年ぐらいは余裕でかかりますよね。その間、新しい借金ができなくなることは、むしろ安全弁といえます。だから借金整理をむやみに恐れることはないのです。

ちなみに情報の掲載期間はおよそ五年から七年と言われていて、ある程度の年数がたつとブラック履歴も消えます。

なお、言葉の印象から「自己破産」よりは「任意整理」のほうがマシと考える人もいますが、乱暴な言い方をすれば、一部だけ払っても、まったく払わなくても、「ブラックリストに載る」ことに違いはありません。雰囲気で選ぶのではなく、本人と家族の状況に合った方法を選択することが大切です。

任意整理は収入がある人向き

任意整理とは、「債権者に将来の利息を免除してもらい、三～五年の分割で現在ある借金を返済する」方法です。

この方法は、本人に守るべき財産があり、しかも収入もあって、「ギャンブルさえやらなければ返済が可能」という場合に向いています。

「ギャンブルが止まれば、十分な収入はある」ことが一番のポイントで、「借金を返済すると生活がギリギリで、アルバイトなどのダブルワークが必要」といった人には向きません。無理をしてストレスがかかると、ギャンブルへの依存が再発しかねないからです。

逆に、ある程度の収入がある人にとっては、借金返済という目標を作って自分の責任で完済することで、自己肯定感も上がるのでおススメします。

住宅ローンがあるなら個人再生

個人再生とは、裁判所を通じて借金を減額してもらう方法で、これに向く人の条件はただ一つ「持ち家、かつ住宅ローンがたんまり残っていて、今、家を売ってもオーバーローンで赤字になる人」です。

たとえば「五〇〇〇万円の住宅を購入して、頭金は一〇〇〇万円。元金はほとんど減っていないのに、今、物件を売っても三八〇〇万円にしかなりません」など、持ち家があるギャン妻の大半にあてはまるようなパターンです。

個人再生を使うと、住宅を処分せずに借金整理ができるのです。住宅ローンを今まで通り支払いながら自宅に住み続けることができ、住宅ローン以外の借金は概ね二〇％まで減額することができます。最低弁済額は一〇〇万円以上で、これを三年間の分割で支払います。五年間の特例が認められる場合もあります。

具体例として、夫が住宅ローン以外に消費者金融などから五〇〇万円を借りていたとして、弁護士を頼んで裁判所に申し立てを行ない、再生が認められると、住宅ローン以外は二〇％に圧縮されるので、一〇〇万円を三年間の分割で支払えばよくなるわけです。

いざとなったら破産がある！

さて、私が皆さんにぜひ知っていただきたいのは、なんといっても**自己破産**です。

破産と聞くと「ドキッ！」としますが、要するに「再スタート」と思えばよいのです。すったもんだの最中にいる家族は、「また借金をしたのでは？」「また借金が増えたのでは？」と一喜一憂しがちですが、たとえ借金が三〇万円であろうと三億円であろうと、自己破産してしまえば一銭も払わないわけですから、自己破産の制度はギャン妻の圧倒的な味方とも言えます。本人が借金で行き詰まるまで、じっくり腹を据えて待つことができるのです。

さて自己破産は具体的にどうするかというと、本人が裁判所に破産を申し立て、併せて、免責も申し立てます。免責の許可が下りれば、すべての借金返済が免除となります。

この時、本人名義の資産があると管財人に引き渡すことになります（生活に必要な範囲の財産は手元に残すことができます）。ですから 対応1 で説明したように、大事なのは名義です。家族の名義にしてあれば、ギャンブラー本人が破産となっても関係ありません。夫が破産したからと言って、妻に対して「支払え！」などと命令が来たりはしないのです。

ただし、破産手続きの直前に名義変更したりすると、無効になったり、資産隠しとみなされることがあるので、ご注意を。何事も、早め早めに手を打っておきましょう。

また、滞納した税金は、破産しても免除の対象にはなりません。破産で他の債権を免除してもらったら、分割も可能なのでこの機会に税金を支払いましょうそれから破産のデメリットとして、以下の二点も挙げておきます。ひとつには、これも名義の問題なのですが、自動車を手放すことになる場合があること。もうひとつは、免責を申し立てて免責の許可が下りるまでの間、職業に制限が生じること（たとえば警備員や保険外交員などの場合）です。くわしくは、弁護士さんに確認しましょう。

家を残すべきか？

さて、自己破産すると、本人名義の住宅は処分されることになります。

先ほど、個人再生なら住宅を残すことができると申し上げましたが、そもそもオーバーローンの住宅を死守する必要などあるのか？　ここは思案のしどころです。

いっそ自己破産して自宅も処分してしまうほうが、その後の生活が楽になるケースもあるのです。

たとえば、夫が自助グループにつながって回復が軌道に乗り、借金整理に着手してみたら、そもそも家計費がギリギリであることがわかったとします。これから先、子どもたちの学費もかかるのに余裕がなく、住宅ローンの負担が重い……こんな場合は自己破産して、ローンの返済額よりも安い家賃で住めるところに引っ越すのも一案です。

若いファミリー層を呼び込むために家賃補助の政策をとっている自治体はけっこうありますから、そういう自治体に引っ越すのもおススメ。

持ち家がある人の自己破産には、もうひとつ大きなメリットがあります。

自己破産と免責の決定がなされたあとでも、家が売れなければ、ずっとそこに住み続けることができるのです。しかも自己破産手続きを弁護士が受任した直後から、住宅ローンを支払う必要はなくなります。このメリットは非常に大きいです。

住宅ローンがなくなることで、引っ越し費用が出せます。

さらに地方の一戸建てなどはすぐには買い手がつかないことも多く、その間は住み続けることができるのです。私が破産をお勧めしたご家族では、物件がなかなか売れず、なんと二年間も家賃なしで住むことができたケースもあります。

つまり一〇万円の住宅ローンを払っていた一家なら、二四〇万円も浮く計算になり、生活の立て直しができるのです。

慌てなくてOK、絶望しなくて大丈夫

皆さん、いかがですか？　これだけ書き連ねたのも、とにかく家族が「借金に動じない」

ことが大きな力となるからです。

金銭の問題にはいろいろ細かい例外や煩雑な手続きもありますが、まずは大枠の現実を知ってもらって、「そこまで慌てなくてＯＫ、絶望しなくて大丈夫」とわかることが大事だと痛感しています。

本人の借金は、本人の責任です。

家族は自分たちの生活を守るための手段をできる限り講じた上で、本人がギャンブル問題に向き合うチャンスを作って待つ。回復への道筋ができてから、借金をどうするかは本人が現実に向き合って考えればいいのです。

この章では、クレジットカード会社、信販会社、銀行、消費者金融といった正規の貸金業者からの借金についてご説明しました。しかし近ごろでは、オンラインのギャンブルで急速に負債が膨らみ、会社の同僚などに借りまくって問題となる例や、ヤミ金のトラブル、犯罪への加担など、対応が急がれるケースも多くなっています。

だからこそ、家族など周囲の人が少しでも早く相談の場につながることが重要です。

借金問題への対応の原則

●借金を肩代わりしない

家族に本人の借金を返済する責任はなく、また、肩代わりすると回復のチャンスを逃します。借金を滞納したからと言ってすぐに家を差し押さえられる、といった心配はありません。

●本人の回復が先

借金をどうするかより、回復の場につながってもらうことが先決です。本人が借金で困り果てる状況は、介入のチャンスになります。

→介入について、くわしくは 原則2 へ。

●決めるのは本人

回復が始まってからの借金整理も、決めるのは本人です。

施設に入所すればタイミングを含めて相談に乗ってもらえます。自助グループにも、何かと教えてくれる先輩の仲間がいます。

対応 4

なぜ「金銭管理」は
やめるべきなのか？

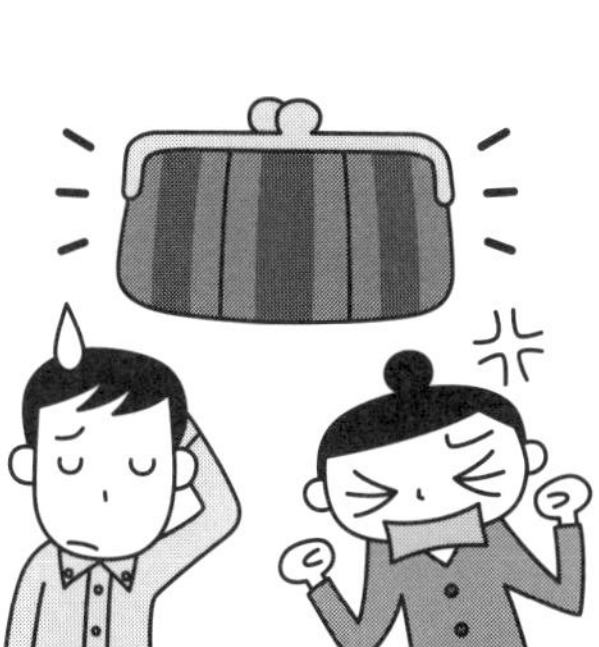

ほとんどの家族が通る道

ギャンブル問題を抱えた人の家族の大半が通る道、それは借金の肩代わりと並んで、「金銭管理」です。いつしか、本人のお金の使い方を必死で管理してしまいます。

というのも、大事な預金を使い込まれたり、いきなり借金が発覚してショックを受ける事態に懲りて、次は何とか未然に防ぎたいと思うから。そりゃ誰だって、思いますよね？

だから、まともなお金の使い方を覚えてもらおうと収支を細かくチェックしたり、「万札が財布に入っているとギャンブルをしてしまう」と考えて小遣いを数千円単位にしたり、あるいは一切現金を持たせずチャージ式のカードだけにして家族が少額ずつチャージしたり、それぞれ思いつく限りの工夫をしてがんばります。

その結果、どうなるでしょうか。

ガッチリ管理しているつもりでも、うまい理由をつけてお金を引き出したり、知り合いなどから借りたり、家族のカードを拝借したり、なんとかしてギャンブル資金をつくってしまうのが依存症者なのです。

さらに、自由に使えるお金を極端に制限されると、よけいに「ギャンブルで増やそう」

という思考になりがち。

家族にとっては、「またやられた！」ということになり、どんどん管理を強めるイタチごっこになります。そうなると、いつもいつもお金のことを心配し、本人の行動を気にすることになり、精神的にへとへとになってしまうのです。

あれこれうるさく言えば、本人との争いも起きやすくなり、暴力につながる危険もあります。

そんなわけで、金銭管理は成功しないだけでなく、問題をややこしくするだけで、何のメリットもありません。

……それなのに、なかなかやめられない家族が多いのです。管理しなくなったら何が起きるか、それが不安だからです。

金銭管理をやめると？

家族が金銭管理を手放すと、一時的には問題が悪化するかもしれません。今までは小さな波で行きつ戻りつしていたのが、どんと行き詰まるようなイメージです。

ただし行き詰まるのは本人であって、家族ではありません。

ここまで読んできた皆さんは、そんな時こそチャンスであることをご存じですよね？　そうです。管理を手放すほうが、問題が早めに表面化します。つまり、より早い段階で回復の場につながるチャンスが訪れるのです。

……そうは言っても、今までのパターンを変えるのはとても不安なものです。だからこそ、支えて励ましてくれる仲間の存在が助けになります。

回復が始まってからも、管理はNG！

自助グループや医療機関などにつながったあと、「再発しないための金銭管理は必要ではないか」と考える家族もいます。ところがこれは、家族が過去のパターンに引き戻され、本人も同様に戻ってしまうリスクが大きいやり方です。

本人が回復していくためには「管理されている立場」ではなく、自分のことは自分で責任をもつことが大切。

親子の場合、本人のお金の使い方について親は一切口を出さないようにします。財政を分けるだけでなく、住まいも独立してもらうのが原則です。こうして、家族は家族の仲間とつながり、本人は自助グループの仲間とつながる。そうやって、境界を健全に保つ工夫をするのです。

夫婦の場合、家族全体の生活がかかっていますから、どうしたらよいのか迷う人も多いのですが、そこはギャン妻たちが長年積み上げてきたセオリーがあります。回復を始めた直後は夫婦でお金の話をするのは難しいことが多いので、このセオリー通りいくのが無難です。

まず、生活費はお互いの稼ぎをもとに分担します。家計の管理は家族がやって、本人には定額で小遣いを渡します。日々渡すとか、毎週渡すなどのチマチマしたやり方でなく、月額いくらと決めましょう。中には、これまでの懲罰かのように少額の小遣いしか渡さない人もいますが、不自由と不満がたまって回復には逆効果です。家計に無理のない範囲で、本人が納得できる額にしましょう。

定額の小遣いを決めたら、その使い道には一切口を出さないこと。一方、何かの理由で「臨時にお金が必要」という訴えがあっても、出さないのが原則です。

回復が順調に進めば夫婦の関係も作り直せますし、本人の金銭感覚も健康になってくることが多いので、お互いに話し合ってそれぞれの家庭にあった財政計画を立てることもできるでしょう。

具体的には、90ページからの家族の体験も参考にしてみてください。

なお、単身者で発達障害などがあって金銭管理が難しい場合には、行政や社会福祉協議会などの助けを借りることができます。あるいは、ファイナンシャルプランナーなどの専門家に有償で管理をお願いする方法もあります。

家族が手を出し続けるよりもずっと賢いやり方です。

ギャンブラーの金銭管理をどうするか

●金銭管理をやめるのが鉄則！

管理を手放すことで回復へのチャンスが近づきます。

不安や心配は、仲間の支えで乗り越えてください。

回復後の金銭管理をどうするか

●親子の場合

子どもには独立してもらい、親は口を出さないことです。

●回復途上の夫婦の場合

本人の小遣いは月額で定め、使い道には口を出さないこと。追加が必要と言われても、出さないのが原則です。

●金銭管理が難しい単身者の場合

家族が一生けんめい管理しても、どこかで限界が来ます。それよりも行政やプロの手を借りましょう。

通帳とカードを息子に返した

Tsubaki

息子の問題発覚は大学二年生の時でした。学費のための口座から、いつのまにか何十万ものお金が引き出されていたのです。一日に複数回の引き出しもあり、記帳した際にずらっと並んだ数字に、頭がぐるぐるしました。

問い詰めても要領を得ず、お金の管理のしかたをきちんと教えなかったことを反省しました。買い物のたびレシートをもらって、すべての収支を記録するよう言い、それを私が毎週チェックする生活が二ヵ月ぐらい続いたでしょうか。

口座から再び、ドカーンと引き出されていました。原因はパチンコとわかって、息子の首ねっこをつかまえて病院と自助グループGAに連れて行きました。病院では「回復を始めるにあたって金銭管理が必要です。お母さんが、がんばらないと」と言われ、やっぱり私がやらねばと、張りきりました。

息子の通帳とカードを預かり、交通系のICカードに千円ずつチャージ。息子が買い物できるのは、そのカードが使えるところだけです。現金のみの場所へは親がついて行きました。免許更新の時は教習所へ、風邪をひけば病院に同行……。

けれど、どんなに管理しても抜け穴があるのです。パチンコをしている気配を感じたり、お金をごまかしたことが発覚したり。今日はどこへ行ったのか、帰りが遅いがどうしたのかと、いっそ息子にGPSをつけたいほど。金銭管理と行動管理にとりつかれた状態で、くたくたでした。

家族の自助グループ「ギャマノン」の仲間からは、金銭管理をやめて息子の問題を手放すよう言われました。たとえGAに通っていても、今のままではいくら管理を続けても終わりがないと。むしろ手放すことで息子自身がピンチを経験すれば、改めて回復につなげることができるというのです。

＊＊＊

息子のバイト代が振り込まれる日、通帳とカードを息子に返しました。「金銭管理はよくないと学んだので、これからは一人でやってください。お互いの回復のために、あなたの責任をあなたに返します。何か困ったら、GAの仲間に相談してください」と。

息子は「えーっ、なんでー」と慌てました。「今まで通りやってもらったほうが、俺は気が楽なんだけど」と言うのです。楽になってもらったら困るんだ……と苦笑しました。

しばらく後、息子が後輩や仲間にお金を借りまくっていることが発覚。それをきっかけに、施設で回復プログラムに取り組むことになりました。

ところが、施設を卒寮してたった二ヵ月でスリップし、「ごめん、またやってしまった。お金がない」と家にやってきたのです。そうなると、私がなんとかしなければ！という思いが湧いてきます。けれど仲間から、「また同じことをするのか？　一文無しでも今は家から出して！」と言われ、涙をこらえて息子を玄関から押し出しました。

その後、息子は仲間に連絡してGAにつながり続け、私も自分自身の回復を一からやり直しています。

※季刊Be！142号より抜粋

家族の体験

回復を始めて三年後、「家計の棚卸し」をした

じゅん

新築の家で、初めてのバレンタインデー。その日に「二五〇万の借金がある」と打ち明けた夫に、絶望しました。

それまで三度の借金があり、学資保険を解約して返済、夫の親からも借りて返済しました。夫は夜もアルバイトをして親の肩代わり分を返し、家を建てる資金も貯めました。

「今まで苦労したけど、これからだね」と言っていた矢先のことなのです。

本を読んでギャンブル依存症ではないかとわかり、夫も悩んでいたようですぐＧＡに行きました。そしてすっかり元気になって帰ってきました。

「俺だけじゃなかった。同じ体験をしてきた仲間がいっぱい、いるんだ」と明るい声の夫に、私は怒り心頭でした。

そんな話、聞きたくない！　まずは謝れ！　と。今回の借金も肩代わりして返済したので夫はスッキリだし、ＧＡで仲間に会えてごきげん、苦しいのは私だけです。夫

を責め立てました。すると「俺には受けとめられない」とギャマノンをすすめられたのです。

＊＊＊

そのころ、子どもは小学一年生と二年生、貯金はゼロ、家のローンは当分続く、私はパート勤務でした。これからどうするのか、お金のことが心配でたまりません。けれどギャマノンの仲間から「お金のことを話し合うのは、あと一年は待つように」と言われました。お互いに回復途上だから、将来の話などまだできない、というのです。

そこで仲間の助言のもと「当座をしのぐ」ための取り決めをしました。生活費とローンのやりくりは私が担当する、夫の小遣いは月三万。金額はそれまでと同じですが、かつては「交通費がない」と言われれば渡していたのを、一切追加はなしと決めました。お金が足りず会社に行けないと訴えられても、「休むなり、勝手にどうぞ」と答えればいいというのです。

夫の了解のもと、学資保険や積み立て年金、医療保険などはすべて私の名義にして、解約や保険を担保にした借金を防ぎました。

それからもう一つ、夫のお金の使い道を詮索しないよう助言されました。かつての私は夫の財布の中身をチェックするなど、管理に必死だったからです。私自身が「お金に関して回復する必要がある」と言われました。

＊＊＊

三年後、夫のGAのスポンサー（回復上の助言をする先輩）夫婦と四人で「家計についての棚卸し」をしました。ローンの残額、お互いの収入と小遣い、子どもの教育費などを含めた家計全体の支出など、すべてのお金の流れを書き出し、どのように家計を立てなおすかを話し合いました。（注）

結論は「ほぼ今まで通りにやっていく」でしたが、この棚卸しの意味は大きかったです。二人では話し合えなかったことを、仲間の前ですべて明らかにして、責めることなく穏やかに話すことができました。なお、夫の小遣いは五万円に増額、足りない時は夫婦で話し合って判断することにしました。

それまで私の中には離婚という選択肢もチラついていましたが、この話し合いで「仲間がいてくれるから、大丈夫かな」と思うことができました。

※季刊Be！142号より抜粋

（注）現在では緊急性の高いケースもあることから、夫婦双方が回復の場につながった段階で、家計の立てなおしを含めた問題解決のミーティングが行なわれることもある。

家計簿を元に、彼が小遣い額を算出した

S・I

夫の二度目の借金が発覚した時が、私にとっての「どん底」だった。

だが振り返ってみると、それまでもずっと苦しかった。最初の発覚で夫がGAにつながってから、再びパチンコをやらないよう必死にコントロールしていた。一週間ごとに高校生並みの小遣いを渡し、常に夫の行動を見張っていて、あの頃の精神状態は本当に安らぎがなかった。そこまでしてがんばったのに二度目の借金。

私はギャマノンにつながり、初めて知った。借金を返済するのも、返済の段取りをするのも、すべてギャンブラー自身が困る機会を奪っていたのだと。

相談会にも出かけ、具体的な対処法を教えられた。さっそく夫に、「月ごとに必要額を渡して、あとはまかせるように言われたよ」と説明すると、夫は戸惑っていた。算出のため、夫に家計簿を見てもらった。コンタクトレンズにいくらかかったか、靴を買うのにいくらかかったか……。

彼が算出した必要額は月に九万五〇〇〇円。中身は、こづかい、車の維持や修理な

ど必要経費、その他仕事がらみの必要経費、借金の返済（月三万ぐらいと言っていたが、あえてくわしく聞いていない）だという。月初めにこの額を渡すことにし、それ以外にはどんなことがあっても渡さないと決めた。

それから一年たった。今のところ追加の請求はない。夫はGAに再び参加している。最初の頃は二人で食事に出かけても「割り勘？　家計から出すべき？　彼はおごると言ってくれているけど、断わったら浮いた分をギャンブルに使うのでは？」など、あれこれ考えてしまった。今は自然に夫と話して決められる。

時には「俺、今月はもう予算がないから高い店は行けない」と言われることもある。かつて「節約したほうがいい」と私が口うるさく言っていた頃は聞かなかったのに、最近はコンビニではなくスーパーで総菜を買うなど彼なりにやりくりをしているようだ。

友人の近況を聞くと、子どもが生まれたり、家を建てたりしていて、「あの借金で立て替えた分があれば、家の頭金になったのに」などと思うこともあるが、ないものはしかたない。ギャマノンと相談会につながって、本当によかった。言われたことを実行して、本当によかった。先のことはわからないが、私は借金や夫の行動にとらわれることがなくなり、仲よく暮らせるようになった。

※季刊Be！142号より抜粋

対応 5

弁護士に味方になってもらうには?

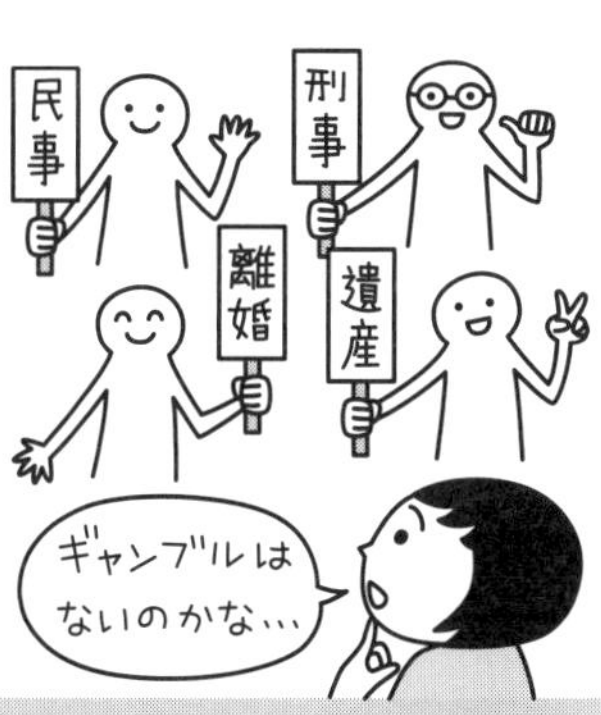

依存症のこと、案外知らない

私たちギャンブル妻や、ギャンブル依存症の子どもを持つ親は、弁護士さんにお世話になることが多いものです。同じ専門家でも、お医者様よりむしろ、今後の展開を握る重要かつ身近な存在と言えるかもしれません。けれどもお医者様と違って、「依存症」を専門に掲げていらっしゃる先生などもちろん見当たりません。

ためしにインターネットで弁護士事務所を検索してみてください。たいていの場合、専門分野は「民事事件」「刑事事件」「離婚問題」「遺産相続」「借金問題」「交通事故」というふうに、事件の種類でカテゴライズされています。

弁護士の先生方は依存症によって引き起こされた借金問題、離婚などの家族問題、はたまた刑事事件といった表面に出てきた現象を扱うわけで、背景にあるギャンブル依存症まで深掘りされることは稀です。ですから案外、司法関係の方はギャンブル依存症のことをご存じないのです。

また家族の側も法律の知識がないために、一人の先生がおっしゃったことが「絶対のルール」なのだと思い込み、あきらめてしまいがちです。けれども人気テレビ番組「行列のできる法律相談所」をご覧になればおわかりの通り、弁護士の見解は分かれるものなのです。
あきらめずに自分の味方になってくれる弁護士さんを探しましょう。

借金発覚はチャンス！

ギャンブル依存症者の家族が弁護士にお世話になるのは大きく分けて三つの場合。

①債務問題
②離婚
③金銭がらみの犯罪

このうち、①については 対応3 でくわしく述べましたが、基本を改めておさらいしておきます。

借金問題は、回復へのチャンス！　本人が借金返済で困ると、家族に尻ぬぐいを頼んできたり、もっともらしい言い訳を考えてお金をせびってきたりするので、その時に「私はもう、あなたのギャンブルの問題についてできることはありません。どうしたらいいかは自助グループで聞いてきたら？」のように、回復のための場所があることを伝えます。本人も借金発覚時は「なんとかしなくては！」と焦っていますので、どこかにつながる可能性が高いのです。

実際に借金をどうするかは、本人が回復し始めてから。あくまで本人が決めて、本人の責任で進めていくべきものです。

慌てて家族が弁護士さんのところへ駆け込んで、債務整理の段取りをつけてしまうことはやめましょう。家族が本人の肩の荷をおろしてしまうと、問題が長引くだけです。

なお、債務整理に関しては司法書士さんも扱っています。債務整理の方法には「任意整理」「個人再生」「自己破産」の三つがありますが、このうち任意整理が向いているケースであれば、信頼できる司法書士さんにお願いする方法もありだと思います。

任意整理が向いているケースって？……対応3に書いたように、無理のない返済計画が立てられることです。返済のためにダブルワークが必要になるなど生活がギリギリだと、ストレスがたまって再発してしまうリスクがあります。

個人再生や自己破産を考える場合、弁護士さんがおススメです。弁護士さんなら、本人の「代理人」として手続きを進めることができますが、司法書士さんだと「書類作成」にとどまり、裁判所への申し立ては自分でしなければなりません。

また、ギャンブルによる自己破産は管財事件となる場合がほとんどですが、この管財費用が弁護士を通した場合は二〇万円、司法書士が扱うと五〇万円と、依頼した側にかかる費用が高くなってしまうのです。

離婚する場合

ギャンブル依存症の夫が回復するか否かによらず、ギャン妻が離婚を選ぶ場合はままあります。

慰謝料・養育費・財産分与など考えず、ただ別れられればよい、という場合は別として、金銭の取り決めが必要な場合には、ギャンブル依存症のことを理解してくれる弁護士さんを頼みましょう。

これまでの常識でしか物言わぬ弁護士さんと組んではいけません。新しい試みでも「やってみよう！」と動いてくださる弁護士さんを探すのです。

ところで、なぜ弁護士にギャンブル依存症のことを理解してもらう必要があるのでしょうか。それは、養育費などの取りっぱぐれがないようにするためです。なにしろ、約束をしても結局実行できなくなってしまうのはギャンブル依存症の「症状」と言ってもいいぐらいですから。

その一例が、退職金を活用した養育費の一括請求です。

ギャンブル依存症者は、抑うつ状態で働けない、欠勤が続き会社に居づらい、退職金で借金の清算をもくろむなどの理由で、会社を辞めることがあります。まとまった退職金が入る場合は、「ギャン妻が半分もらって離婚」といったセオリー通りの取り決めだけでなく、養育費も一括請求しましょう。

そうしないと退職金がみすみすギャンブルの借金に消えてしまいますし、この先、養育費を受け取れる可能性は限りなくゼロです。ですから退職金の半分プラス子どもが大学を出るまでの養育費、さらに今まで立て替えた借金などがあればそれも合わせて「一括でください！」と要求するのです。

ギャン妻には味方が必要！

退職金に限らず、会社によい顔をしている夫の場合は団体生命保険、会社の持ち株、財形貯蓄など、ある程度まとまった財産が残っていることもあるので、「養育費の一括請求」がおすすめです。不動産がある場合も同様。

ただし夫がこれを拒否した場合、調停などではギャン妻にかなりの逆風が吹きます。外面がよく、社会性があるタイプの夫がしおらしく立派なことを言えば、人のいい調停委員などは、ギャン妻がいくら「この人はギャンブル依存症ですから、養育費の支払いをきちんとするわけがない！」と主張しても、信じてくれません。「養育費は分割できちんと払う」と夫が言えば、そっちのほうが通りがちです。それどころか「奥さんがそんなふうだと、ご主人もパチンコぐらいしたくなりますよ！」などと説教される始末です。

これまでの事例を見る限り、夫が理路整然と妻の落ち度などを並べ立てて対抗してくると、養育費一括請求が満額認められることは難しいです。それでも、多少は減額されるにせよ、要求すれば通ることがあります。

離婚調停や裁判には、悔しい思い、割り切れない思いがつきものですが、めげずに悔いのない離婚をするためには、せめて自分の側の弁護士にはギャンブル依存症の理解者になってもらいましょう。

余談ですが、調停や裁判で不本意な結果に終わっても、一生けんめい共に闘ってくれる弁護士さんにめぐり会って、「良い弁護士さんだった！」と思える体験をすると、ギャン妻はその後、前を向くことができ、再就職を果たしてバリバリ稼ぐ人になったりします。

こういう姿を目の当たりにすると、やはり「大切に扱われ、味方ができること」の効能は計り知れないなぁとつくづく思います。

最初の逮捕の時が肝心！

弁護士さんとの関わりで今後を大きく左右することになるのが、犯罪弁護です。

ギャンブル依存症者の犯罪で多いのは

①万引き・窃盗　②横領　③詐欺　です。

詐欺の大半は、お金に困って携帯電話や銀行口座を売り飛ばし、しばらくたってからそれらを買いとった業者がオレオレ詐欺等で捕まり、そこから持ち主であった依存症者が逮捕されるケースなどです。こうした場合を含めて、初犯であれば執行猶予がつくことが多いので、この執行猶予期間中に、弁護士とタッグを組んで回復の道筋をつけましょう。

逮捕・勾留された時や裁判になる時には、弁護士が必要です。私選弁護士を依頼しない場合、国選弁護人がつくので、できるだけ早い時期にこの弁護士の名前と連絡先を警察から聞き出しましょう。

やる気のない弁護士だと、裁判日の間際になって「今後は家族がしっかり管理監督をします」という浪花節的な上申書を妻や母に書かせておしまいです。こうならないために、早めに連絡をとって「本人を回復施設につなぎたい」という話をしましょう。

犯罪までいってしまった本人を回復させるには、ほぼ回復施設しか道はありません。

また、実刑でなく執行猶予となるには示談が成立していることが不可欠なので、弁護士から次のように伝えてもらうのです。

「裁判後に回復施設に入寮するなら、示談金の協力をしてもよい。回復施設に行く気がないのであれば協力はできない」と。こうして家族としての条件を示して、回復施設への入寮を弁護士に説得してもらうのです。

本人が保釈を要求した場合も同じです。知識のない弁護士さんだと、すぐに家族に保釈金を出させ、本人を自宅に戻してしまいますが、これはもっとも悪手です。本人は何の苦労も体感せずにすんでしまうからです。

保釈に応じる場合は、「保釈中は回復施設に入って裁判も回復施設から出廷する。執行猶予となったらそのまま回復施設に行く。それが嫌なら保釈には協力しない」という条件を提示しましょう。

本人にしてみれば、行き場もなく、仕事も失い、示談金もない、となったら執行猶予を勝ち取ることすら難しくなります。ですからここで説得することで、回復施設につながる確率はかなり高いのです。

一方、再犯などで実刑となれば、刑務所という管理された世界からやっと解放された出所時に、また回復施設に行こう！　などという気持ちになかなかなれません。だからこそ、最初の逮捕の時が最も大きなチャンスです。

ただし例外もあります。自らオレオレ詐欺に関わったり、強盗や多額の横領となると、初犯でも実刑が多いのです。この場合は仮釈放から直接回復施設へとつなげる手段があります。そのためには、家族が身元引受人にならずに、回復施設のスタッフが身元引受人となることです。

なお、逮捕に関しては、次の対応6でも改めてくわしくお伝えします。

「私の事例で学んで」

十数年前のことを思い起こしてみると、ギャン妻の離婚調停では、慰謝料すら認められない状況でした。最近ではギャンブル依存症についての理解が多少は広まってきましたが、まだまだ誤解や偏見も根強いのが現実です。

弁護士は法律の専門家であっても、ギャンブル依存症の専門家ではありません。家族は弁護士という肩書きに委縮することなく、「自分たちほど知識と経験を持った人は他にいないのだ」と自信を持ちましょう。

「この先生はわかってない」「わかってくれない」といった恐れや自己憐憫は、私たちの力を奪ってしまいます。むしろ「当然知らないでしょうよ。だから私の事例で学んでね」ぐらいの気持ちで臨みましょう。

もしも弁護士に理解してもらえずお困りでしたら、「ギャンブル依存症問題を考える会」や地域の家族会などにコンタクトしてみてください。これまでのさまざまな事例を知ることは、きっとお役に立つはずです。そしてご自分の事例もギャン妻たちのコミュニティに伝えてください。珍しいケースならなおさらです。きっとあなたの経験が他の人の役に立つ日が来ます。

弁護士とうまくつきあう

●味方になってくれる人を見つける

前例通り機械的に処理していくのではなく、家族の話を聞いて、新しい方法でも積極的に考えてくれるような弁護士がおススメです。

●専門家の言うことが絶対と思わない

弁護士は法律の専門家であっても、ギャンブル問題の専門家ではありません。「わかってくれない」と嘆くのではなく、「私の事例で覚えてね」というぐらいのつもりで！

●仲間と経験を共有しよう

困った時は、自助グループや家族会の仲間に聞いてみましょう。過去のさまざまな事例が参考になります。そしてご自分の事例も、ぜひ仲間に伝えてください。

対応 6

逮捕・失踪・ヤミ金の取り立て……対処法は？

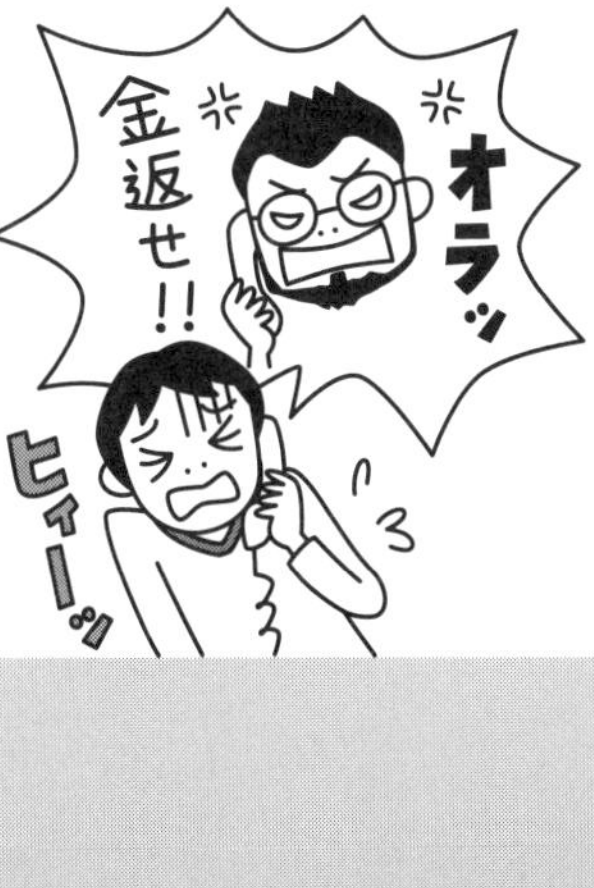

ピンチをチャンスに変えるために

ギャンブル依存症の人と暮らす毎日は、ありとあらゆるピンチの連続といっても過言ではありません。中でも、窃盗・横領・詐欺などによる逮捕、本人の失踪、ヤミ金融からの借金督促は、社会的な意味で最大のピンチでしょう。

だからこそ、ピンチをチャンスにすることが大事なのです。いずれも、ギャンブル依存症にともなって、十分起こり得る事態。むやみに恐れていても仕方がありません。では、どうやってピンチをチャンスに変えるか、具体的に見ていきましょう。

逮捕された場合

対応5 では、弁護士さんとどうつきあったらよいか、という点から、犯罪弁護についてとりあげました。今回は改めて、家族の心構えについてです。

ギャンブル依存症問題から刑事事件となりやすい犯罪は、「万引き」「窃盗」「横領」「詐欺」「無賃乗車」「無銭飲食」です。これらの犯罪は、よほどの重大事件でない限り、被害額を弁償さえすれば、実刑にまでなることはあまりありません。逮捕されても、不起訴や起訴猶予となったり、起訴されても執行猶予がつくことが大半です。

この「被害額を弁償する」という点がカギになります。

そもそも、窃盗などで逮捕されたり、横領が発覚した本人は、弁済するお金など持ち合わせていないはずです。家族としては「なんてことを！　すぐにでも弁償を！」と慌ててしまいがちですが、ちょっと立ち止まって、これをチャンスにすることを考えましょう。

本人に対して、言葉は悪いですが以下のような「交換条件」を持ちかけるのです。

「こんなことが起きて本当に残念に思っている。あなたの尻ぬぐいはもう一切しないつもり。ただし、あなたがギャンブル依存症からの回復のために行動する気持ちがあるのなら、応援する」「あなたが回復施設に入寮して、回復をめざしてみようと思うなら、示談金を支払ってもよい」

弁護士さんがついていたら、まず弁護士さんにこの手法を理解してもらって、味方になってもらい、本人を説得してもらう必要があります。

ギャンブラー本人としても示談金が払えずに実刑になってしまうことは避けたいですから、この取引には割と乗ってくることが多いです。

ただし、この作戦が通用しない場合もあります。

ひとつには、被害額を弁償しなくとも実刑になることはないとわかりきっているような少額事件。また、担当刑事さんが「今回は実刑になるようなことはないけれども」などと余計なことを伝えてしまった時。……ただし、ここであきらめてしまわずに、回復施設の入寮について提案してみましょう。本人も疲れ切っていたり、逮捕でショックを受けていたりして、案外うまくいく場合があります。

もうひとつ、執行猶予中の再犯であったり、「強盗」のようなそもそも執行猶予がつかない重大事件であったり、被害額が数億～数十億円などという場合には実刑は免れません。そうなったら、出所のタイミングが次のチャンスです。

家族が安易に身元引受人になってしまわずに、できれば回復施設等と連携して、施設スタッフに身元引受人になってもらい、出所したその足で回復施設につながれるようにするのがベストです。

失踪してしまったら

ギャンブラーの失踪は、もう習性と言ってもよいのではないかと思うほど頻繁に起きます。それほど追い込まれているわけですし、自暴自棄にもなっています。

失踪は犯罪につながりやすいことはもちろんですが、自殺のリスクもあります。特に失踪後に横領が発覚したとか、これまでにも自殺未遂を繰り返している等の場合は、躊躇なく「行方不明者届（いわゆる捜索願）」を最寄りの警察署に出しましょう。そして、ギャンブル依存症でこんな問題を起こして失踪してしまったと端的に経緯を話し、少々大げさにでも「死ぬかもしれない」ということを伝えましょう。

捜索願を出したからと言って、警察はなかなか動いてくれませんが、伝え方ひとつで対応はまったく変わります。私の経験上、ギャンブル依存症で自殺リスクが高いと判断されると、最近の警察は割と親切に動いてくれます。

本人が見つかった、もしくは失踪から数日もしくは数週間で自ら戻ってきた場合などは、ここがターニングポイントになります。回復につながるよう提案してみましょう。たとえばこんなふうに。

「こういう心労の多い生活を続けることは、私たちが苦しいの。だから今後は、一緒に暮らすことは難しい。回復施設に入所して回復してほしい」

「自助グループに通いながら一人暮らしをして、自立してほしい」

なお、自殺の恐れがある場合には、依存症を扱う専門病院への入院をおすすめします。

自立の提案をする場合

施設入所にせよ、入院にせよ、家を出て自立するにせよ、失踪後というのは案外、こちらの提案を受け入れてくれます。本人も今までの生活に疲れきっているからです。

私たちは経験上、本人に一人暮らしを提案して自立を促す場合は、初期費用のみ家族が負担することをおすすめしています。アパートの敷金・礼金や引っ越し費用に加えて、当初一〜二ヵ月の家賃などです。本人がお金を貯めてからというのでは時間がかかりすぎますし、そもそもそれができないから依存症とも言えます。最近はシェアハウスもあるので、初期費用も案外安く抑えられます。

家族から離れて一人暮らしをすると、お互いにとらわれがなくなり楽になれるので、中にはそれだけで本当に自立してしまう人もいます。

自立して自助グループに通い始めたら、本人からSOSが来ても原則として親は関わらず、自助グループの仲間に相談するよう言ってください。

いずれにせよ本人も失踪するしかないくらい追いつめられて苦しいわけですから、ここでしっかりと支援につながるような提案をしてみましょう。

ヤミ金の取り立てにあったら

多くの家族はこの「ヤミ金の取り立てにあう」ということを非常に恐れていますが、ヤミ金というのはそもそも違法行為なので、万が一、家に取り立てに来たら、即、警察に連絡すればいいのです。尻ぬぐいをする必要もありません。

ただ実際には、ヤミ金も家族のところにまで押しかけてみすみす捕まるような間抜けなことはしません。尻尾を捕まれないようにしながら、プレッシャーをかけてくるのです。

かつてヤミ金といえば暴力団が運営していて、警察沙汰を避けたいため、弁護士が間に入ればすぐ手を引いたのですが、今は事情が違ってきています。多くは「半グレ」集団でオンラインだけのやり取りなので実態がつかめず、悪質化しています。私が相談を受けたヤミ金による家族へのプレッシャーで一番ひどかったのは、近所への貼り紙です。実名をあげ「金返せ！」などと書いたビラが近所中に貼られていました。よくあるのは、家族や友人など、本人がヤミ金に知らせてしまった関係者の勤め先にひっきりなしに電話をかけるというものです。よく言われる「ピザや鮨が十人前届いた」ということも実際あります。

けれどもたいていは、そこまでいく前に、本人へひっきりなしに電話がかかり恫喝されています。このヤミ金の取り立ては、やはり一般人ならとてつもない恐怖ですから、必ず本人は家族に泣きついてきます。この時に、「じゃあ、回復施設で回復を目指すなら、ヤミ金の件は解決してあげる」と交換条件にすると、本人はたいてい入寮を決意します。本人だって、こんなふうに追い立てられる生活から解放されたいと願っているのです。

また、最近はヤミ金で借りたお金を返せないと、オレオレ詐欺の受け子や出し子などの犯罪に誘われることもあります。その場合は、早急に警察と連携し本人を回復施設へ逃がす必要があります。

ヤミ金対応はかつてより難しくなっており、私たちもあれこれ方策を探っているところですが、いずれにせよ回復施設への「避難」は、もっとも有効な方法です。

即答しない／世間体を捨てる

ここまで読まれて、渦中にあるご家族はどう感じておられるでしょうか？

「とてもそんなことはできない」とひるんでしまわれたでしょうか？

もしあなたが孤軍奮闘しているのであれば、確かにここまでの道のりは高い山のように感じるでしょう。けれども家族会や自助グループにつながっていれば、その山は丘ぐらいに見えてくるはずです。なぜなら、多くの仲間が同じピンチをチャンスに変えてきた経験を持っているからです。

仲間たちは、時に笑いを交えて語ります。おっとりと上品に見える奥様方が「ヤミ金から電話が来てね～」とか、美しくはつらつとしたギャン妻が「夫が失踪した時に……」、地位も名誉もあるお父さん方が「息子が逮捕された時にはですね……」と体験を話すのを耳にするにつれ、「自分もなんとか対処できるかも」と思えてきます。だからこそ家族は、同じ立場の家族とつながり続ける必要があります。

ここで大事なコツをお教えしましょう。チャンスが到来した時に、逃さずうまくつかむには、「**即答しない**」。これに尽きます。

たとえば子どもからお金を無心された時、動揺してすぐにお金を渡してしまったり、頭ごなしに説教するなどはＮＧ。相手の言い分を聞いた上で「わかったわ。知っている人に相談してから返事するわね」と言って、一度その場を離れたり、電話を切ります。そして、自助グループや家族会の仲間などに連絡し、どう答えるかレクチャーを受けましょう。

警察などから電話があった時も同じです。「迎えに来てください」「示談金を払って……」と言ってきても、すぐには応じないこと。ギャンブル依存症からの回復につなげたい旨を、まず伝えてください。仲間の知恵も借りて、こちらの味方になってもらった上で、ことの対処にあたるのです。

もうひとつ肝に銘じてほしいのは、世間体など捨ててしまうこと。「ヤミ金に騒がれたら世間にばれてしまう」とか「逮捕されて新聞沙汰になったら……」などとビクビクしていても、事態は一ミリも良くなりません。

「その時はその時だ！」と、これも家族会や自助グループに通ううちに思えるようになってきます。なぜなら、実際には世間様はそれほど怖いものではなくて、こちらの弱味がバレたとしても、大したことなど起きていないからです。

「その時になってみたら別に何も言われなかった」「その後も普通に近所づきあいしている」、中には「事件が地方紙に取り上げられたので、開き直って地元に自助グループを作った」と笑い飛ばすツワモノもいます。

ですから思い悩んでばかりいないで、まず自分が家族会や自助グループにつながり、行動を変える勇気をたっぷりもらってください。必ず良い結果が出るはずです。

ピンチをチャンスにするために

●逮捕・服役をチャンスに

逮捕時の示談金の支払いや、服役して仮出所する際の身元引受にからめて、回復施設への入所を促すことができます。そのためにはまず、弁護士の協力をとりつけること。

●失踪をチャンスに

危険が考えられる場合などは、警察に行方不明者届を出し、経緯を説明しましょう。

戻ってきたら、施設入所や自立など、回復につながる提案を。自殺の恐れがある場合には依存症を扱う専門病院への入院をおすすめします。

●ヤミ金の取り立てをチャンスに

本人はかなり怖い目にあっているはずなので、この機会に回復施設への入所を説得できます。犯罪に誘われるリスクもあるため、周囲としっかり連携して早めの対応を。

●何事も即答せず、仲間に相談

お金の無心、警察からの電話など、突発事態が起きた時は決して即答しない。「知っている人に相談するので待ってください」と言って仲間のアドバイスを聞くのがコツです。

友人への借金、お金の無心、逮捕…全部切り抜けてきた

えむ

問題の発覚は、次男が高校三年の時でした。家の中でお金が頻繁になくなること。次男の部屋で大量のハズレ馬券を見つけたこと。大学の寮に入った直後には、「彼女のカードを勝手に使ったのが相手の親にバレた。何とかしてほしい」と訴えてきました。夫の口座から百万円を超す額が引き出されていることもわかりました。次男の友人と名乗る人たちが「貸したお金を返してほしい」とやって来ました。

「非行と向き合う親たちの会」に参加して、ギャンブル依存症のことを初めて知りました。金銭の要求に応じてはいけない、との話に「迷惑をかけた友人には返すべきでは？」と質問しました。すると「誰々は返してもらった、と話が広まると、次々に自分も返してくれと言ってくるかもしれない。中には額を上乗せして要求し息子さんに渡す人もいるかもしれない。だから誰にも返してはいけない」と説明があり、初めて納得しました。

次男は大学を一年で中退、私はその翌年、ギャマノンにつながりました。

「親の育て方が悪いのではなく、本人の意志の問題でもなく、ギャンブル依存症は病気で

す」とはっきり言われ、霧が晴れるようでした。仲間やスポンサーから、さまざまなアドバイスをもらいました。でも、なかなかアドバイス通りにできません。「駐車違反で罰金を払わねばならず、困っている。今すぐ必要なんだ」と切羽詰まった声で言われると、ついその場でお金を出してしまう。「仕事が見つかったから、準備にお金が必要」と言われ、断わらなければと思うのに、次男が私を睨みつけ、お金を出すまで動こうとしないので、怖くなって結局お金を渡してしまう。

彼はいつもイライラと機嫌が悪く、口を開けばお金のことばかりでした。思い通りにならないと、ガラスを割ったり、壁を蹴飛ばして穴をあけたり。そのうち「こんな家にいられるか！」と出て行き、数週間は帰ってこないこともしばしば。

私は仕事帰りに家に電気がついているのが見えると、「どうしよう、あの子が帰ってきた」「何しに帰ってきたんだろう」と不安になり、そんな自分が親として情けなくなりました。ある時は、長女のパソコンが持ち去られました。サークル活動で預かったお金も盗まれ、長女は「もう死にたい」と訴えました。

カウンセラーに相談したところ、「親と同居している便利さと、自分自身の安全と安心、あなたが選んでいいのですよ」と言われ、長女も長男も家を出ていきました。

＊＊＊

次男の問題にうまく対応できない。こんな私だから息子がダメになったのだ、と落ち込むこともありました。でも仲間やスポンサーは、私を一度も責めませんでした。まずい対応をしてしまうたび、「あ〜、チャンスを逃しちゃったね」という明るい一言で終わり。次のチャンスに備えて力をつけよう、という気持ちになれました。

先行く仲間から提案があり、次男には家を出てもらうことにしました。敷金・礼金と当初二ヵ月分の家賃はこちらが出し、勝手に入れないよう自宅の鍵を換えました。ところが一ヵ月で「家に戻らせてくれ」と言ってきたのです。仲間に相談すると、「家で話すのはダメ、息子のアパートにも行くな、人目のある場所で会うのがいい」とアドバイスされ、ファミレスで話をしました。

「ギャンブル依存から回復するための施設がある。そこに行くなら手助けする」と伝えましたが、次男はなんだかんだと抗弁を続けます。そこで「わかった。私は帰るね。できることはもうないから」と静かに言って店を出ました。しばらく一緒に歩いていると、息子が「わかった、施設に行くよ」と言いました。

こうして送り出したものの、すぐに「ここは俺のいる場所じゃない」と施設から出てしまいました。とにかく一緒には暮らせない、自分のアパートに帰りなさい、と伝えました。

半年後、次男は窃盗で逮捕。

仲間たちからは「よかったね」と言われました。雪だるま式に事態が悪化していたのが、ここで止まったねと。私は勇気を出し、国選弁護人に伝えました。

「息子はギャンブル依存症です。親として本人の罪が軽くなるようなことはしません。治療につなげたいので、対応は介入の専門家と相談します」

その専門家から提案がありました。

「息子さんにとって、もう帰る家はない、という状況を作れませんか」

家を処分して次男の知らない場所へ引っ越しをというのです。まだ購入して七年。夫は「終の棲家のつもりだったのに」と嘆きます。でも二人で話すうち、私自身ここに留まりたくないことに気づきました。お金を返せと息子の友人たちが次々来る、借金の督促状は来る、長男や長女も巻き込んで悲しい目にあわせ、息子がいつ帰ってくるかと怯え……。

「そうだね、この家は売ろう」

＊＊＊

賃貸の部屋を探して引っ越したあと、判決が出ました。懲役二年、執行猶予四年。施設スタッフが身元引受人になってくれたため息子はそのまま施設へ入所しました。

息子のスポンサーから連絡があったのは一年後。息子が私たちに会いたいのだといいます。ギャマノンのイベント会場へ夫と出かけ、別人のように穏やかで元気そうな次男と対面しました。

「今まで迷惑をかけて、傷つけることばかりして、申し訳なかった」と頭を下げる姿に、胸がいっぱいでした。夫も次男の肩を叩いて涙です。

翌年、次男はスリップしました。施設に迷惑をかけ、その後につきあった女性にも金銭的損害を与えました。こうして他人を巻き込んでいることが、本当に切ないです。それでも現実を直視し、受け入れるしかありません。

次男に対しては、今、私や夫ができることはありません。もしも彼が親を頼ってきたら、「あなたが相談する相手は私たちではない。あなたはすでに回復の場所を知っているし、仲間を知っている」と伝えます。

この経験があったからこそ、自分自身を見つめることができました。前を向いて進んでいきたいと思います。

※季刊Be!増刊号『依存症家族の困りごと　解決&支援マニュアル』より

対応 7

離婚や別居で悩んだら？

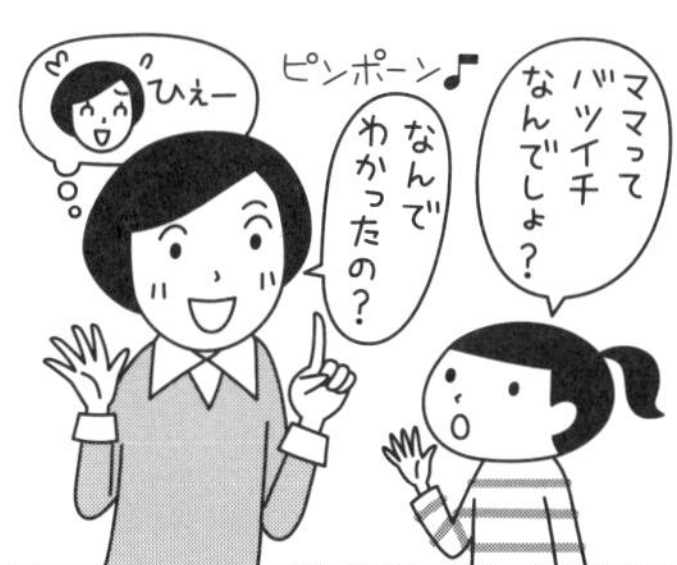
ママって
バツイチ
なんでしょ？
ピンポーン♪
なんで
わかったの？
ひえー

離婚は負けではない

夫のギャンブル問題で悪戦苦闘してきたギャン妻にとって、「離婚」という選択肢を取ることは、空虚感や喪失感、はたまた徒労感に見舞われる出来事かもしれません。

がっかりした気持ち、一人で子どもを育てていけるか？　老後は大丈夫か？　お金は稼げるか？

……考え始めると、きりがありません。

実は私も、ギャンブラーとではありませんが、およそ十年生活を共にした人との離婚を経験しています。当時、手に職もなく、自信もなければ自尊心もぺっちゃんこだったので、家を出ることはそれはそれは不安でした。

子どももなく、年くって（今思えば三十代なんて全然若かったのですが！）、取り柄もない私が、この先ひとりぼっちになっちゃうのかな？　と考えると、周囲の幸せそうな友人たちと自分の境遇を比べて落ち込みました。

母親には「みっともないから家には帰ってくるな」と言われ、今の自分が恥ずかしいような気持ちになりました。

けれども案ずるより産むがやすしで、そんな風に自己憐憫に見舞われていたのもほんのわずかで、日常生活に追われ、とにかく生きていくことに夢中になっているうちに、私は「自由」のパワーに気がつきました。

前夫は決して悪い人でも、ダメな人でもありませんでしたが、価値観が合わない人でした。私は前夫といると、彼の価値観の枠に自分をあてはめなくてはいけない！　と思ってしまい、苦しくて仕方がありませんでした。

それが、もう夫には頼れない環境に身を置いて、なりふり構わず生活することに専念するうちに、「世間体」とか「人の評価」とか「義父母への遠慮」とか「子どものいない負い目」とか、「前夫の会社での出世争い」とか、今まで自分ががんじがらめになってきたしがらみから解放され、「あぁ、女一人何やったって生きていけるよなぁ」という自信というか確信が、心の底から湧きあがってきました。

自分本来の力を奪われてしまうようなストレスフルな相手と結婚生活を続けるよりも、自分を生きることに専念する勇気を持てたなら、あなたは絶対に大丈夫です。同じく離婚を経験した私が保証します。

離婚は負けではありません、新たな冒険の始まりなのです。

「子どものために」という言い訳

ギャンブルを続ける夫と意思の疎通ができなくなり、経済的に頼れなくなってもまだ、突然「奇跡」が起こることを信じて、しがみついている人がいます。たいていの場合、「子どものために」という言い訳を使っています。

自分に嘘をつくことはやめましょう。

離婚して生きていく自信が持てないかもしれません。人間はつい「いつか自信ができたらやろう」と思ってしまいがちです。しかし自信というのは、やっていく過程で作られるものです。

「やってみたらなんとかなった」という経験こそが、ギャン妻たちを強く、たくましく成長させてくれ、結果として自信がついてきます。

もし今あなたが「子どもがいなかったら今すぐ離婚するのに……」と思っているなら、もうすでに離婚した方が良い時期なのかもしれません。

ところで「離婚すると子どもがかわいそう」という言葉もよく聞きます。本当にそうでしょうか？　家族をかえりみずに、ギャンブルのことしか考えていない父親と、自己憐憫にさいなまれ自信のない母親。そこで育つ子どもは本当に幸せでしょうか？

「子どもの前では喧嘩はしていない」「子どもには何も言っていない」……ギャン妻たちは、いかに自分たちがうまく振舞っているかを切々と訴えてきますが、子どもというのは、ホンの少しの言葉や態度で敏感に察知してしまうものなのです。

そして、母親が隠そうとすればするほど、母親に気をつかい、遠慮し、ねじ曲がったコミュニケーションを身につけていきます。

「子どものために」と離婚を躊躇するギャン妻にお伝えしたいのは、親が正直に生きられないのに、子どもが正直にのびのびと生きられるわけがない、ということです。親がいつも本音や本心で接してくれている気がしない子どもは、自分の気持ちも素直に伝えられず、人の顔色をうかがいびくびくするようになります。

「子どものために」と本当に思うのなら、まずお母さんが自分の人生に自信を持って幸せに生きることだと思います。

子どもは案外、親が離婚しようとするまいと、環境には順応しやすいものです。問題は、親が明るくはつらつと自信を持って生きられているか、ではないでしょうか。

迷ったなら、別居してみる

離婚するかどうか、悩んで決められない時は、一度別居してみるのも手です。相手の一挙一動に振り回されている状態から、少し冷静になれるからです。

多くのギャン妻がこんなふうに話します。

「自分がこれだけお金の問題で悩んでいるのに、夫がテレビを見て笑っていると猛烈に腹が立った」「のんきにグーグー寝ているだけで怒りがこみあげた」……そうかと思えば、「話があると言われて、心臓が飛び出しそうになった」「夜十一時過ぎに帰ってくると、またパチンコか！　と目の前が真っ暗になった」。

こうやって何かあるたび気持ちが揺れてしまうのです。こんな状態では、大切なことを決めるのは難しいと思います。

余裕がないと「今すぐ白黒つけなければ」と焦りがちですが、自分の気持ちがはっきりするまで待つほうが得策です。

別居してみる以外に、たくさんの仲間の話を聞くことも決断の参考になります。自助グループには、それこそありとあらゆる「仲直り成功ケース」「離婚成功ケース」がそろっているからです。

「家庭内別居」という方法もあります。ある人は、夫の顔を見るのも嫌で、寝室を分け、夫の食事を作るのも洗濯するのもすべてやめてみました。そうやって過ごすうちに、自分が夫の母親みたいに何から何まで世話を焼いていたことに気づき、自分自身の心の整理もできて、お互いの関係を作り直すことにつながったそうです。

再び、私の場合

前述の通り私はバツイチですが、そのことを子どもたちに話したことがなく、特に話そうと思ってもいませんでした。

ところが娘が小学校の四年生ごろのこと、家族で旅行中に突然娘が、「ママってバツイチなんでしょ?」と聞いてきたのです。これには意表をつかれましたが「そうだよ〜。なんでわかったの?」と聞いたら、なんでも私が持っていた文房具に、今の苗字でもなく実家の苗字でもない名前が書いてあったので気がついた、とのことなのです。

へぇ〜！　と、思わず子どもの敏感さ、名探偵ぶりに感心したのと、それをまたこんな風に正面切って伝えてくる娘に感激してしまいました。

私自身の青春時代はこういきませんでした。

私の父はギャンブル依存症のため会社で横領事件を起こし解雇されました。そこで母は離婚し、一人娘の私を連れて実家に戻ったのですが、なんと母は私が大人になるまで、そのことを言いませんでした。

子どもの頃「父親は死んだ」と言われましたが、死因を聞くとそのたびにコロコロ変わるのです、またお墓参りにも一度も行ったことがなく、さすがの私もおかしいと思うようになっていました。叔父や叔母の話の端々からもどうも離婚したように感じるのに、母が必死に隠そうとしているので、私は母に気をつかい、無邪気さを装っていました。

高校生になったある日、自分で戸籍を取り寄せ真実を知ったのですが、今度は知ったことを母に伝えられず、当時つけていた日記を母が盗み読みしていたことに気づいていたので、その日記に戸籍を挟み「別に全然ショックじゃなかった」と書いておいたのです。

言っておきますが私は決して優等生などではなく、母親には超反抗的で、中学時代からヤンキーだったにもかかわらず、こんなにも気をつかっていたのです。

私が一番わからないのは、そうまでして離婚を隠そうとした母の心理です。正直、死別だろうと離婚だろうと、私にとってはどっちみちいないのですからどうでもよかったのです。父親がいないことが当たり前すぎて、それを淋しいと思ったこともありませんでした。

淋しかったのは、いつも本当のことを隠し、とりつくろい、世間体を気にし、決して本心を語ろうとしない母……その母と、心の交流ができていると思えたことが一度もなかったことでした。

離婚後も自助グループに通おう

ギャンブラーの父親がもたらす子どもへの弊害は計り知れないものがあります。夫婦関係の悪化はもとより、経済的な不安定さ、子どもにあたることもあるでしょうし、子育てに非協力的かもしれません。時には父親が犯罪に走ったり、失踪したり、子どもが大きくなっていくと、父親の借金の肩代わりをさせられることもあります。

それらの悪影響から離れ、子どもを守ろうとすることが、子どもにとってかわいそうな結果になるはずがありません。

自分の決断に自信を持ちましょう！

とは言え、自信も自尊心もずたずたにされるような生活が何年も続いていたのに、急に自信など持てるはずもありません。だからこそ、自分に自信をつけ、自分を信頼し「私は、絶対大丈夫！」と思えるように、自助グループに通い続けるのです。

家族の自助グループは「夫をなんとかする所」ではありません。自分の人生を取り戻すためにあるのです。

そうして自助グループと共に成長を続けていると、やがてあなたは気がつくはずです。

「あれ？　夫といた時よりも、むしろ淋しさを感じない！」

そうです！　淋しさの正体は、他の誰かがいないからではなく、自分が自分を信頼していないからなのです。

自助グループは、自分への信頼を取り戻すのにはうってつけの場所です。なぜなら、誰かの役に立ち、勇気と思いやりをもって行動し、正直な話をするようになるからです。これを繰り返していて、自分が好きになれない訳がありません。

自分の心の中にしっかりとした「核」ができれば、離婚という選択をして本当によかったと思えるようになるでしょう。その日を信じて、どうか自助グループには通い続けてくださいね。

離婚について迷っている人へ

●「子どものため」を言い訳にしないで

「子どもがいなければ離婚するのに」と思ったなら、もうすでに離婚を現実的に考える時期かもしれません。親が自分の人生に自信を持って生きて初めて、子どもも正直にのびのびと生きられるのです。

●決められないなら一時的な別居も

日々相手の一挙一動に心が揺れている状態から、いったん距離をおくと、自分の心の整理ができます。また、仲間たちの体験を聞くことも、選択の助けになります。

●離婚後も自助グループに通って

家族の自助グループは、妻にとって「夫を何とかする所」ではなく「自分の人生を取り戻すための場所」です。ギャンブラーと離婚後も参加を続け、あなたの体験を他の人のためにも役立ててください。

離婚し、今は充実した毎日

Maruko

優しくて楽しい元夫が、ギャンブル依存症だと確信するまで十年以上かかりました。最初は、家賃の引き落としに二〜三万ほど足りないことが時々起こり、「次から気をつけてね」と言いながら、パートの収入で尻ぬぐいしていました。

ある日、夫は「転職するなら若い今がチャンス」と力説して退職。最初のうちは就職活動をしていましたが、あっという間に朝からパチンコに行く生活になりました。退職金も失業保険も底をつきかけた頃、やっと新しい仕事に就きましたが、休みの日もパチンコやパチスロで、生活費が足りないことが繰り返されるようになりました。そして、「会社からの預かり金を使い込み、期日までに返却しないとまずい」と聞かされた時は、怒りでいっぱいになりながらも、子どもを「犯罪者の子ども」にしたくない一心で、ちょうど満期になった定期預金を使って尻ぬぐいしてしまいました。

その後、夫は親族の遺産を相続。何の相談もなく退職し、パチンコに通うようになりました。通帳を預かったものの、お金を要求されると断われず、気がつけば月に四〇万もパチンコ代として渡していました。自己嫌悪に苛まれ、何を信じていいのかもわからなくなりました。

＊＊＊

初めて家族の自助グループに行った時は、「誰かに見つかってとがめられるのでは？」「うらぶれてボロボロの服を着た人たちの集まりでは……」など、不安でしたが、それはまったくの杞憂で、部屋に入った瞬間感じた安堵感は忘れられません。それまで夫や親や親戚から批判され、自責の念に苛まれていた私には、やっと安心して自分の感情を吐き出せる場所でした。

少しずつ心の元気が戻って、家族教室やセミナーなどにも行くようになりました。それでも夫のパチンコ生活は変わりません。

仲間からの提案で、生活を安定させるために私が転職し、中古のマンションを私の名義で購入しました。私の留守中に夫が勝手に生命保険の証書を持ち出した時には、不信感が爆発して気が狂いそうになりましたが、仲間に電話で相談に乗ってもらい、助けられました。

その後、夫から離婚したいとメールが来て、仲間に相談し、いろいろ調べ、考えた末、離婚を決めました。娘はとてもショックを受けていましたが、息子は覚悟ができていたようで淡々と受けとめていました。市役所に離婚届を出した時は解放感で包まれるようでした。マンションのドアの鍵が変わったことで、さらに安心感が高まりました。

元夫は約束通り養育費を払い続けてくれています。

私は正規職員の登用試験に合格し、忙しいながらも充実した毎日です。自分で考えて決定し行動する生き方に幸せを感じています。

※ギャンブル依存症問題を考える会『うちの親はギャンブル依存症』より抜粋

終章

ギャンブル問題を抱えた人が亡くなった時

——父の最期について

二〇一七年四月三十日、父が亡くなりました。享年八十二歳。

父の最期はまさに、「回復していないギャンブラー」らしいものでした。

私は、幼年期に生き別れて、何の世話にもなっていない父を看取ることになったのですが、これはギャンブル依存症の家族支援をする上で貴重な経験となりました。

そこで得たものを、親や夫のギャンブル依存症で苦しむ人にぜひ伝えていきたいと思っております。

父が生活保護を申請

私の父は、資産家で土地持ちの家に末っ子長男として生まれたのですが、ギャンブル依存症で借金を繰り返していきました。資産をどんどんすり減らしている最中、何も知らなかった母と結婚し、私が生まれた後もギャンブルを止めることはありませんでした。

私が二歳か三歳の頃、会社のお金を父が横領するという事件が起き、母は離婚を決意しました。

それ以来、父とは会ったことがなく、もちろん取り決められた養育費も一度も支払われたことがありません。ですから私は、父のことを全く知らずに育ち、大人になってから母に父の悪口をさんざん聞かされる羽目になりました。

二〇一一年、私が四十七歳になった時です。T市役所から「あなたの父親が生活保護を申請しているが、娘のあなたはなんらかの援助を行なう意思がありますか？」といった主旨の手紙を受け取りました。私はこの手紙に驚愕し、父がT市で生きていたことを知りました。

もちろん援助する気持ちなどありませんでしたが、ギャンブル依存症の支援活動を行なっていた私は、父の人生に興味がわき、市役所にコンタクトをとることにしました。

市役所の担当者にお目にかかってわかったことは、①父が年金を担保にして借金をしていること　②その借金のため生活費が足りなくなったこと　③借金返済が終わるまで、生活保護の基準額までは保護費を支給すること　④親族一同は二度とかかわりあいたくないと言っていること、がわかりました。

私は父が再婚し、腹違いの弟がいることを母から聞いていたので、市役所の方に「再婚したご家族とは離婚しているのでしょうか？」と尋ねましたが、個人情報ということで教えてくれませんでした。

私はこれだけ聞き出して、援助はしない旨を市役所に伝えました。

学んだポイント

1　年金を担保に借金をして生活が立ちいかなくなっても、生活保護基準額までは保護費がもらえる。

2　生活保護を申請すると、親族に扶養照会の連絡がくる（離婚した配偶者には連絡はない）。ただし、「援助しない」と書類にチェックして提出すれば無理強いされることはない。

※二〇二一年、本人の承諾なしの「扶養照会」が生活保護申請のハードルを上げているとして問題となり、見直しの動きが始まりました。厚労省は同年三月、次のように通知しました。【照会しなくてよいケース】十年程度、親族と連絡をとっていない／親族に借金を重ねていたり、相続で対立したりするなど著しく関係がよくない。【照会を控えるケース】親族がＤＶや虐待の加害者。

父との再会

こうして私は父の現住所を知ることができました。父に対する興味に抗えず、訪ねて行ってみることにしました。

父は、大家さんの庭先にあった物置を改造して住まわせてもらっていました。父の死後大家さんに聞いたところ、手先が器用で口八丁な父がどこかからトイレやユニットバスをもらってきて住まいに改造し、家賃は三万円だったそうです。

困窮した理由については「認知症になった姉を施設に入れたのでお金がかかる」と言っていたそうです。ギャンブラーらしい嘘と、ギャンブラーとしての人生を全うするため身につけた父のスキルは、まるで依存症のテキストを読んでいるようだと感心してしまいました。

およそ四十五年ぶりに訪ねていった娘に父は驚いていましたが、「よく来てくれた！あがってよ」と部屋に招き入れてくれました。上がるのに躊躇するようなみすぼらしい住まいでしたが、部屋の中は掃除が行き届いていました。

父は、母の様子を聞いたり、私の現状を一通り聞いたあと、「何にもしてあげなくてごめんね。でも一日だって忘れたことはなかったんだよ」と白々しいことを言ったり、私が「生活保護の問い合わせが役所から来たのでここを知った」と伝えると「いやぁ、別にお金はどうにでもなるんだけど、役所の人が申請したほうがいいって言うからさ」と見栄を張り、かつてはいかに羽振りがよかったかを滔々と話し始めました。私に「ご主人はどんな体型？

ブランド物のワイシャツやネクタイがあるから持っていきなよ」などと、いつのものだかわからない流行おくれの代物をくれようとするので慌てて断わりました。

あまりにギャンブラーらしい父の言動が、心の中でおかしくて仕方がありませんでした。適当に話を合わせながら、恨みも怒りも、言い返そうという気も、ましてや親子の感動の再会のような浪花節的感情も何もわかず、淡々と「まだ回復していない仲間」に接するような態度で父親を観察している自分に気づき、自助グループにつながっていたことを心から感謝しました。

父は別れ際「絶対に迷惑かけないし、こっちからは連絡しないから電話番号を教えてくれ」と言いました。私は一瞬迷いましたが、「自分が巻き込まれないようにすればいいか！」と思い携帯番号を教えてしまいました。

するとわずか二週間で電話がかかってくるようになり、私は速攻で迷惑をこうむることとなったのです。

再会直後からお金の無心

父は電話で、「病院の薬代が払えないから五〇〇〇円貸してほしい」と切り出しました。

生活保護受給者は医療費扶助が受けられるので、これはまったくの嘘です。「嫌よ。なぜ私があなたにお金を貸さなきゃならないの？」と冷たく突き放すと「だったら四五〇〇円でよい」と値切ったりするので、さすがに「これが四十五年ぶりに再会した父親か」と情けなく思いました。

もちろん一度もお金を貸すことはありませんでしたが、父はその後も「屋根を直したい」とか理由をつけてはたびたび無心をしてきました。

お金の問題は私が拒絶すればよいので、それほど厄介ではありませんでしたが、面倒をかけられたのは、高齢の父ががんをわずらっていて、入退院を繰り返したことです。そのたびに父は私を連絡先として勝手に書いてしまうので、私が病院に呼びつけられることとなりました。入院手術の際に家族としてサインをさせられたり、手術の説明を聞かなくてはならなかったりと、忙しい私は「冗談じゃないよ」という気持ちになりました。挙句の果てには「主治医や看護師に何か買ってきてくれ」とか、私が訪ねてきたことをまるで美談のように話を盛って病院のスタッフに話したりと「どんだけ他人にええかっこしいなんだ！」と、どんどん父の人間性を軽蔑するようになり、きっぱりと着信拒否することにしました。

父との交流は正味二年ぐらいでしょうか。こうして再び音信不通となりました。

地域包括支援センターからの電話

父のことなどすっかり忘れた頃、T市の地域包括支援センターから電話がかかってきました。「実はお父様が危ない状況で、連絡先に娘さんのお名前があったものですから。早急にお目にかかれませんか?」と言われたのです。

断わることもできたと思うのですが、この時もまた「なるほど。私が縁を切っていいよいよ誰もいなくなると、今度は地域包括支援センターが動いてくれるのか!」と、知らなかった行政の仕組みを知り、ギャンブル依存症者の末路が知りたいという興味に抗えず、担当の方にお会いすることにしました。

父は、たびたび行き倒れになって病院に担ぎ込まれていました。どうやらお金に行き詰まると、何も食べずに過ごし、その上がんもあったので道で倒れたりしていたようなのです。すでに生活保護は打ち切りとなっていたので、入院費を支払わなくてはならないのですが、父は支払わずに帰ってしまいます。そこで病院が行政と連携し、退院後は地域包括支援センターがお金を管理し、入院費も分割で支払ったとのことでした。

今回の入院に際し、父は家にいると食事もままならないため「病院で最期を迎えたい」

と希望していました。しかし問題は金銭管理です。縦割り行政の弊害で、入院すると地域包括支援センターの管轄から離れてしまうとのことで、「病院から、娘さんに金銭管理を行なってほしいと要望が出ています」というのが面会の用件でした。

仕方がないので、「では金銭管理だけ致しますが、父に面会などで直接かかわることは一切致しません」という条件で引き受けることにしました。

しかしそうは言っても、こまごまとした問題が起こりました。

まずは借りていた家を引き払う旨を大家さんに伝えたところ「中の荷物を引き取ってほしい」「特に仏壇にはお位牌があるので何とかしてほしい」とのことでした。けれども父の家族のことが全くわからず、どうしたら良いのか？　考えあぐねているうちに父は亡くなってしまったのです。

学んだポイント

親族のいない高齢者は、生活保護の受給や入院といったことで行政や地域社会とつながりができると、地域包括支援センターが見守りや金銭管理などの生活支援をしてくれる。

父の臨終

四月二十五日頃だったと思いますが、父が入院している病院から「お父様がいよいよ危なくなってきました。意識がなくなる前に一度会いに来られては」と電話がありました。その頃、私は関西出張中でしたので「そうですか。では東京に帰ってから行けたら行きます」と返事をしました。それから二、三日後に東京に戻ると再び病院から「お父様が危篤です」と連絡が来ました。もうすでに夜中の十二時を過ぎていましたので、「そう言われてもすぐには行けませんので」と伝えました。

本当は車で行こうと思えば行けたのですが、疲れていて面倒くさく正直どうでも良いと思っていました。「では、ご家族が最期に立ち会われなくても良いですね？」と聞かれて「はい、結構です」と伝えました。五分後に臨終の知らせが入りました。

私は大した感慨もなく、むしろ肩の荷が下りたような気がしましたが、電話を切るとすぐにまた病院から電話が入り「ご遺体をこのままにはしておけませんので、すぐにでも葬儀社に連絡して引き取ってください」と言われました。「えぇ！　これって私がやることなの？」という疑問がありつつも、病院としても困った様子なので仕方なく「急に言われ

ても どこに頼んだらいいかわからないので、病院のお付き合いある所で……」と言うと、葬儀社の電話番号を教えてくれました。そしてしぶしぶ葬儀社に電話をかけ、簡単に事情を話し、「今後どうなるかわからないけど、とりあえず今日のところは遺体を引き取ってほしい」と伝えました。

葬儀社も戸惑っていましたが「明日私が必ずそちらに伺うから」という約束をすると、とにかく今晩は引き取ってくれるということになりました。

翌日、父の住んでいたT市の市役所に行きましたが、そこは父の本籍地ではなかったため、親族については詳細がわからずじまいでした。生活保護の担当窓口にも行きましたが、相変わらず守秘義務で教えられないの一点張りです。

そうこうするうちに病院と葬儀社から「早く来てくれ」と何度も電話がかかってくるので私は次第に焦ってきました。「親族を教えてくれ」と粘る私に市役所のほうも業を煮やし、「お骨にしたらT市の無縁仏用の墓で一時預かりはできる。ともかく葬儀をしてその後親族を探すしかない」という提案をしてきたので、私もこの案で妥協し葬儀をすることにしました。

すぐに病院に向かい、印鑑等の貴重品類と火葬に必要な死亡診断書を受け取りました。衣類等は「捨ててほしい」と言ったら、「ええ!?　普通は皆さんお持ち帰りいただきますが？」といかにも冷たい娘だと言わんばかりでしたが「いえ、普通じゃないし、特に愛着もないので、捨ててほしいのですが」と伝えると、しぶしぶと言った感じで引き受けてくれました。

精算をすませると、病院の会計の方がやけに神妙な顔を作って「このたびは……誠にご愁傷さまで……」などと言いだすので、うっとうしく思い「どうもありがとうございました！」と明るく言って、さっさと退去しました。

猛ダッシュで今度は葬儀社に行くと、ものすごく小さく縮んでしまった父が安置されていました。何の因果か四十数年もの間生き別れていた娘の私だけが看取る羽目になったわけですが、ついに回復しなかったギャンブラーにしては、私がいただけでもマシな最期だったのかもしれません。

葬儀社の方に「仕方がありません。市役所でもどうしようもないとのことなので、私が葬儀を出します」と言うと、担当者はホッとしたような顔をしました。

「でも、本当に一番安くしていただきたいんです。戒名も何もいりません。ただお骨にだけしてくれれば結構です」と言うと、葬儀屋さん「骨壷も小さくて良いですか？」なんて節約してくれるので、なんだか笑ってしまいました。棺桶が最低でも二五万円もするというので「棺桶に入れて焼かないといけないのでしょうか？」と聞くと「これぱかりは規則でして」と言われたのであきらめました。

父の遺体の前で葬儀を値切りつつ、ギャンブル依存症の父と生き別れた身の上話をすると、担当の方もびっくりされていました。同情してくれて「ドライアイスは一日分でなんとかしましょう」と、ますます節約に精を出してくれました。

明日火葬場に行くとのことなので、「私、お骨拾ったりしたくないです。お骨になったらそれ取りに来ます。いいですか？」と聞くと構わないとのことだったので、ホッとしました。

学んだポイント

親族と断絶している状態で亡くなると、病院からの遺体の引き取り、火葬、無縁仏への埋葬まで役所がやる。戸籍をたどって親族を見つけ出し、親族に引き受けさせるようなことはしない。父の場合も、私が連絡に応じなければ行政が全て対応した。

残された一四〇〇万円の借金と母の笑顔

葬儀社との話し合いが終わり疲れきった私は、帰りにファミレスに入りました。そこで父の病院から持ってきた書類や貴重品を整理していると、借金の督促状が出てきました。金額を見てみるとその額なんと一四〇〇万円となっていました（元金三〇〇万、遅延損害金一一〇〇万、およそ十年間放置状態）。

ギャンブル依存症者の最期として、あまりに出来過ぎのオチに、思わず笑ってしまいました。「これで相続放棄という経験もできるわ！」と、なんだか少し嬉しくなってしまったくらいでした。

さらにガサゴソと荷物を探っていると、父の家の鍵が出てきました。何気なく手に取ってみると、競艇選手「加藤峻二」のキーホルダーが付いていました。加藤峻二は私が競艇にはまっていた頃に大好きだった選手で、思わず遺伝子の強さを感じました。

後日、大家さんに家の鍵を返しに行った際に、もう一度父の家を見てきたのですが、ガラクタ以外何もない父のみすぼらしい部屋に唯一新品で輝いていたものが、競艇ファンに新年に配られるカレンダーでした。

こうして、生き別れになった父の最期を看取ったら一四〇〇万円の借金が出てきたこと、どうやら最後までギャンブルを止められなかったことなどがはっきりしてくると、なぜか私はウキウキした気持ちになってしまいました。

母と私はさまざまな確執があったけれども、離婚という母の選択は間違っていなかった、母は私を守ってくれたのだ、と思うことができ、自分の人生を大事にしてもらえたという気持ちがしたのです。

そこで母に、今回の出来事を話してみる気持ちになりました。六年前から連絡をとっていたことは話しませんでしたが、「今日さ、父親死んだってよ。だれも看取らないから私に連絡来たわ」と伝えるとさすがにびっくりしてました。そして「明日さ、火葬にするんだけど、私は立ち会わないつもりだったんだけど、あなた顔見たい？　見たけりゃ連れてったげる」と言うと、母は間髪入れず「いやいやいや、行かないわよ！　もう沢山！」と答えました。

「でもなんであんたに連絡来るの？」と聞くので「なんか借金だらけで、親族誰もかかわりたくないんだって」と適当に濁して言うと「やっぱりね～。じゃあ治ってないのね！」と、勝ち誇った満面の笑顔になりました。

私も口には出しませんでしたが、「あなたはよくやった。離婚してくれてありがとう」という気持ちに満たされ、母とは喧嘩ばかりで、貧乏のため苦労の多い青春時代でしたが、これで落とし前がついたような気がしました。

弟と対面

父の火葬が終わり、お骨はとりあえず無縁仏としてT市に預かってもらいました。葬儀社から火葬証明をもらうと、そこで初めて父の本籍がわかりました。本籍から戸籍をたどっていくと、父の後妻さんとその息子さん、つまり私の腹違いの弟のことが判明しました。父とは離婚しておらず、現在も家族のままだったのです。

これにはさすがにショックを受け「やばい！　私ったら家族がいたのに勝手に荼毘に付してしまった！」と焦る気持ちになりました。そこですぐさま弟にお詫びの手紙を出し、これまでの経緯と「緊急事態だったので、ご家族を探し出す余裕がなく、勝手に荼毘に付してしまいました。お骨はいつでも引き取っていただけるようにしてあります。連絡ください」との旨を記しました。

すると弟からすぐに連絡がありました。弟は私という姉がいたことを全く知らなかったそうで大変驚いていましたが、私が葬儀を出したことに感謝をしてくれ「お骨を引き取る気持ちはありません。無縁仏のままで結構です」とのことでした。そして「一度お会いしませんか？」ということになり、私たちは対面を果たしました。

弟は父に先妻がいたことも、ギャンブル依存症で会社のお金を横領したことも、全く知りませんでした。その後の経緯はこういうことでした。

父は横領で会社をクビになったのち、お惣菜の自営業者となり商売はとてもうまくいきました。一時は県内のスーパーのあちこちに納品し、そのころ再婚して大きな家も建てたそうです。しかしやがて女性に湯水のようにお金を使い（おそらく使途にはギャンブルもあったと思いますが、そのことに弟たちは気づいていなかったようです）、またしても借金だらけになりました。家から車からすべて失い、弟とそのお母さんは夜逃げ、それどころか父の姉一家まで巻き込まれ、長年土地持ちの資産家として住み着いた地を一家離散状態で逃げ出したのだそうです。弟は叔父や叔母たちに合わせる顔がなく、どこにいるのかもわからないとのことでした。

私は、父の面影を宿した弟とこんな不思議な出会いが実現したことだけが、唯一父に感謝できることだと思いました。私よりもさらに壮絶な苦労をし「今でも電話が怖い」と言う弟が、伴侶に恵まれ幸せに暮らしていたことに安堵しました。

そして私は最も大切なことを伝えました。「父には一四〇〇万円の借金があったので、相続放棄をしてくださいね」と。

相続放棄

相続放棄というのは思っていたよりもずっと簡単で、あっという間にできてしまいました。

家庭裁判所のホームページから相続放棄のページを開き、「相続放棄申述書」をダウンロードします。わずかA4用紙一枚半のもので、住所氏名、相続人の他は「相続を知った日」と「相続放棄をする理由」を「1．被相続人から生前贈与を受けている　2．生活が安定している　3．遺産が少ない　4．遺産を分散させたくない　5．債務超過のため　6．その他」から選び丸をつけ、あとは相続財産について資産があれば資産を、負債があれば負債を書き込めばよいのです。

私の場合は負債一四〇〇万円と書き込み、この申述書と一緒に戸籍謄本などの必要書類と手数料分の印紙を同封して管轄の裁判所に送るだけです。数週間後に家庭裁判所から「相続放棄を認める」という通知が届けば相続放棄の完了です。資産や負債の詳しい疎明資料なども添付する必要もないのです。

（くわしくは家庭裁判所のホームページをご覧ください）

ちなみに父の住んでいた家ですが、原状回復するには荷物の処分だけで一八万円もかかるとのことでした。私は相続放棄もし、また賃貸契約の保証人でもないことから、鍵の返却だけをし、その他のことは全てきっぱりと断わりました。その後、大家さんからは何も言われておりません。

「親孝行」に縛られないで

父の最期を看取ったことは、依存症の支援者として貴重な知識と経験を与えてくれました。

時折、四十代、五十代の娘や息子さんが自分の人生を犠牲にしてまで、親のギャンブルの借金を尻ぬぐいしている姿に出会いますが、「皆さんは手放してしまって大丈夫ですよ。生活保護になったらむしろ行政が手厚く見守ってくれますから！」と私自身の経験を伝えています。

親が依存症から回復できずに淋しい末路を迎えたとしても、それは親が選んだ人生です。子どもは「親孝行」という言葉にがんじがらめになって自分の人生を捧げてはいけません。本当の親孝行は、自分の人生を自分らしく生き抜くことだと私は思います。

家族は「自分たちが手放してしまったら、この人はどうなってしまうのだろう?」と漠然とした不安を抱え、ずるずると巻き込まれがちですが、配偶者や子どもが手放すことで、回復のきっかけをつかめる可能性もあります。

それが難しいとしても、手放したら行政がなんとかしてくれるのです。手放す時は行政に気づいてもらえるよう、地域包括支援センターなり生活保護の担当者なりに「私たちはもうかかわれません」と伝えておくと良いと思います。家族から行政へバトンタッチするのです。

他人というのは家族よりよほど親切に対応してくれます。うちの父など最後まで見栄を張り続けていたようですが、どんな嘘くさい話でも「すごいね〜」と聞いてくれます。どんなに家族にひどい仕打ちをした人でも「ちょっと痩せてきちゃったね。ご飯食べてる?少し入院しようか?」と声をかけてくれるのが、支援者の方々なのです。

父も優しい支援者に囲まれて、嘘を感心して聞いてもらいながら亡くなりました。私に怒られ蔑まれながら最期を迎えるより、よほど幸せだったと思っています。

よかったね、お父さん。私もあなたのおかげで貴重な経験ができたわ!

あとがき

ギャンブルをめぐる状況は年々変化しています。公営競技の売り上げに占めるネット投票の割合が急上昇し、スマホで即、決済が可能です。オンラインカジノはそもそも違法なのですが、多くがギャンブルが合法な国を拠点に運営されていて摘発が難しく、事実上放置されています。「無料版」のテレビCMまでが登場し、あたかもゲームの延長のようにして若者たちをギャンブルに誘い込んでいます。加えて、ＩＲ（カジノを含む統合型リゾート）の問題、五十代のギャンブラーが高齢の親の年金を使い込む「八〇五〇問題」など、頭の痛いことが次々起きています。

それでも変わらないもの、そしてどんな時代でも成長し続けるものがあります。それが、依存症者を持つ家族たちの絆による、解決策や勇気や希望の伝承です。

私たちの仲間はみな口を揃えてこう言います。

「家族がギャンブル依存症になったおかげで今がある。今の生き方のほうがずっと幸せ」

あなたもどうぞ仲間になってください。

田中紀子（りこ）

著者プロフィール

田中 紀子（たなか のりこ）

公益社団法人ギャンブル依存症問題を考える会代表。これまで多くの家族の相談を受け、介入に奔走してきた。祖父・父・夫がギャンブル依存症で、自身もギャンブルと買い物に依存した体験をもつ。著書に『三代目ギャン妻の物語』（高文研）、『ギャンブル依存症』（角川新書）。

依存症問題やメンタルケアについて解説するYouTube「たかりこチャンネル」主宰。

調査研究にも取り組んでおり、スクリーニングテスト「LOST」の研究で、第25回日本アルコール・アディクション医学会優秀論文賞を受賞。

バチカン市国から招聘を受け、国際会議で日本のギャンブル依存症対策の現状について報告。また、「ギャンブル等依存症対策基本法」の国会審議において参考人として意見を述べるなど、この分野の第一人者。

公益社団法人ギャンブル依存症問題を考える会

2014年設立。ギャンブル依存症についての啓発、予防教育、家族相談会、電話相談（070-4501-9625）などを行なっている。

〒104-0033 東京都中央区新川1-21-5-105

電話 03-3555-1725　URL：https://scga.jp/

ＬＯＳＴ（ギャンブル依存症のスクリーニングテスト）

最近１年間にギャンブルについて、以下の項目に当てはまることがありましたか？

□ギャンブルをするときには予算や時間の制限を決めない、決めても守れない【Limitless】
□ギャンブルに勝ったときに、「次のギャンブルに使おう」と考える【Once again】
□ギャンブルをしたことを誰かに隠す【Secret】
□ギャンブルに負けたときに、すぐに取り返したいと思う【Take money back】

２つ以上当てはまったら、ギャンブル依存症の可能性があります。相談機関や自助グループに行きましょう。

※このスクリーニングテストは、病的ギャンブラーとギャンブル愛好家とを峻別するため、キャンブル依存症問題を考える会（田中紀子）、国立精神・神経医療研究センター（松本俊彦）、筑波大学医療系（森田展彰）、NTT データ（木村智和）らによる調査研究で開発。日本アルコール・薬物医学会雑誌 53(6), 264-282, 2018

ギャンブル依存症問題を考える会　https://scga.jp/

ギャンブル依存症の月例相談会を各地で開催しているほか、さまざまな情報提供を行なっている。相談電話　070（4501）9625

全国ギャンブル依存症家族の会　http://www.gdfam.org/

全国各地で家族会を行なっている。介入のサポートも。

GA（ギャンブラーズ・アノニマス）http://www.gajapan.jp/

ギャンブル依存症の自助グループ。アノニマスは「無名・匿名」の意味で、本名を名乗る必要はない。全国各地でミーティングが行なわれている。参加は基本的に本人のみだが「オープン・ミーティング」には、家族や関係者など誰でも参加できる。

ギャマノン　http://www.gam-anon.jp/

家族・友人のための自助グループ。全国各地でミーティングが行なわれている。本名を名乗る必要はない。

グレイス・ロード　https://gracelord.jp/

山梨県にあるギャンブル依存症・ゲーム依存症の回復施設。家族からの相談にも応じ、介入のサポートも。

精神保健福祉センター　https://www.zmhwc.jp/centerlist.html

各都道府県や政令指定都市の精神保健福祉センター／こころの健康センターに、依存症の相談窓口がある。地域の医療機関や自助グループについての情報も得られる。リンク先は全国精神保健福祉センター一覧。

ASKは依存関連問題の発生・進行・再発の予防をめざす特定非営利活動法人で、アスク・ヒューマン・ケアはその事業部として、季刊Be!などの出版・通信講座の運営・研修などを行なっています。

ASKのURL：www.ask.or.jp

アスク・ヒューマン・ケアのURL：www.a-h-c.jp

改訂版 家族のための ギャンブル問題完全対応マニュアル

2021年7月5日　初版第1刷発行
2024年6月30日　第2版第1刷発行

著　者 ── 田中紀子

発行者 ── 今成知美

発　行 ── 特定非営利活動法人ＡＳＫ
発　売 ── アスク・ヒューマン・ケア
〒103-0014　東京都中央区日本橋蛎殻町1-2-7-1 F
電話　03-3249-2551
URL　www.a-h-c.jp

印刷所 ── 明和印刷

定価はカバーに表示してあります。

落丁・乱丁はお取替えします。

ISBN978 - 4 909116 - 54 - 3

通信セミナー　「私を生きる」スキル

人とつきあうスキル、自分の気持ちを整理したり、人生に向き合っていくスキルを３部作の通信講座で学びます。
「境界」「共依存」「セルフケア」の課題に取り組むのに最適！
単独受講もできます。

Ⅰ境界と人間関係

自分と他人との関係を見直して、安全で心地よい関係とは何かを学びます。

【講座１】境界に気づくとき
【講座２】感情の境界・責任の境界
【講座３】安全に、心地よく暮らす練習
【講座４】関係を育てる

Ⅱ「わたしメッセージ」と感情

自分の気持ちを受け入れたり、相手に伝える練習をします。

【講座１】自分を主語にしてみよう
【講座２】自分の気持ちに注目する
【講座３】自分の気持ちを伝える
【講座４】「あなたメッセージ」から自由になる

Ⅲセルフケアと人生設計

自分を大切にする生き方を具体的な形でつかみ、問題解決や選択について学びます。

【講座１】自分の面倒をみるということ
【講座２】つらいとき、どうする？
【講座３】決断と選択
【講座４】私流の「生き方デザイン」

詳しくは、アスク・ヒューマン・ケアのサイトへ www.a-h-c.jp